Monthly Book

Medical Rehabilitation

面にあたって………

　科学技術の発展とともに，リハビリテーション領域でのロボット活用が大いに期待される．リハビリテーション関連のロボットとしては，リハビリテーションの練習に用いる「練習支援ロボット」，高齢者や障害を持つ方の自立を支える「自立支援ロボット」，認知症などに対するコミュニケーション・認知情動支援を行うための「認知情動支援ロボット」，そして施設や在宅での介護者側を助ける「介護支援ロボット」に分類できる．

　練習支援ロボットは，特定の動作習得に効果的な練習を提供し，機能障害や能力低下の改善をはかるものである．練習支援ロボットは，病院や施設などで医療従事者によって使用されることが想定され，その管理下で患者が練習を行う．治療介入のみならず評価での活用が可能であることが多い．4つのロボットの分類の中では，最も開発と普及が進んでおり，世界中で開発・実証・普及がはかられている．医学的なエビデンスも集積され脳卒中などの疾患・病態において，ガイドラインで推奨されるようにもなってきている．本邦において，一部の疾患について，2020年に保険収載もされた．

　自立支援ロボットは，高齢者や障害者の生活において，実施困難な特定の動作を支援してその自立度を高めることを目指す．例えば，脊髄損傷患者の歩行ロボットや，食事介助ロボットなどで商業化されたものがある．それらの機器は実際の生活の中で使用されるため，練習支援ロボットとは異なり使用者は患者自身であり，その使用環境や場面は多様である．

　認知情動支援ロボットは，人間の精神状態における鬱や不安などの感情やストレスの改善，認知症患者の徘徊や暴力・暴言などの症状軽減を目的として，認知情動分野においても各種ロボット機器の開発が行われてきている．こうした機器は，ロボットの動作やロボットとのコミュニケーションにより，患者や使用者の情緒を安定させたり，本人の判断を支援することを目的としている．まだ開発段階のものも多く，普及段階にあるとは言い難いが今後の開発や普及が望まれるものである．

　介護支援ロボットは，介護動作を支援して，介護者・要介護者の身体的・精神的負担を軽減することを目的とした機器であり，自宅や介護福祉施設などで使用される．機器の種類は広範囲にわたり用途として，移動支援機器，排泄支援機器，見守り・コミュニケーション機器，入浴支援機器，介護業務支援機器などがある．今後，社会全体の介護負担の軽減のために，いかに自宅や施設における介護ニーズと実環境に適合した機器を開発し，普及させるかが課題となっている．

　本特集では，練習支援ロボットを中心に，上記の4つのロボットの開発・実証，実装・活用に第一線でかかわっている先生に，現在の取り組みや課題などについて紹介していただき，本邦におけるリハビリテーション関連のロボットの最前線について俯瞰できるようにした．今後の臨床，研究開発の一助になれば幸いである．

2020年11月
大高洋平

Key Words Index

Writers File

ライターズファイル（50音順）

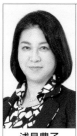

浅見豊子
（あさみ とよこ）

1984 年	福岡大学医学部卒業 佐賀医科大学整形外科入局
1988 年	同大学大学院修了 同大学医学部附属病院整形外科，医員
1990 年	同大学医学部整形外科，助手
1994 年	米国 Christine M. Kleinert Inst. for Hand and Micro Surgery 留学
1995 年	佐賀大学医学部整形外科，学内講師
2002 年	同大学医学部附属病院リハビリテーション科，科長（現在に至る）
2003 年	同病院リハビリテーション部，副部長
2004 年	同部，准教授（現在に至る）
2007 年	同病院リハビリテーション科，診療教授（現在に至る）
2008 年	同病院リハビリテーション部，部長
2010 年	同病院先進総合機能回復センター，副センター長（～2018 年，2020 年～現在に至る）

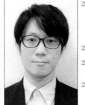

小山総市朗
（こやま そういちろう）

2007 年	藤田保健衛生大学（現：藤田医科大学）リハビリテーション専門学校卒業 河村病院リハビリテーション部入職
2009 年	放送大学教養学部教養学科卒業
2011 年	藤田保健衛生大学（現：藤田医科大学）大学院修了
2016 年	総合研究大学院大学修了（理学博士） 藤田保健衛生大学医療科学部（現：藤田医科大学保健衛生学部）リハビリテーション学科，助教
2018 年	同学科，講師

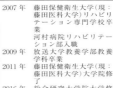

中島 孝
（なかじま たかし）

1983 年	新潟大学医学部卒業
1991 年	同大学大学院医学博士課程修了（医学博士）
1987～89 年	Fogarty Fellow, National Institutes of Health（USA）
1991 年～2003 年	国立療養所犀潟病院神経内科，医長
2001～04 年	厚生労働省薬事・食品衛生審議会，専門委員
2004～17 年	国立病院機構新潟病院，副院長
2004 年～	医薬品医療機器総合機構（PMDA），専門委員
2017 年～	国立病院機構新潟病院，院長

岩佐沙弥
（いわさ さや）

2013 年	山口大学卒業
2015 年	市立豊中病院整形外科
2016 年	大阪国際がんセンター整形外科
2017 年	姫路赤十字病院整形外科/リハビリテーション科
2018 年	兵庫医科大学リハビリテーション科，助教

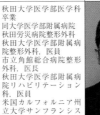

斉藤公男
（さいとう きみお）

2007 年	秋田大学医学部医学科卒業 同大学医学部附属病院
2010 年	秋田労災病院整形外科
2011 年	秋田大学医学部附属病院整形外科，医員
2013 年	市立角館総合病院整形外科，医長
2016 年	秋田大学医学部附属病院リハビリテーション科，医員
2017 年	米国カルフォルニア州立大学サンフランシスコ校（UCSF）留学
2018 年	秋田大学医学部附属病院リハビリテーション科，医員

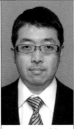

平野 哲
（ひらの さとし）

1997 年	早稲田大学大学院理工学研究科機械工学専攻修了
1997 年	セコム株式会社 IS 研究所勤務
2004 年	群馬大学医学部卒業
2004 年	飯塚病院初期研修，後期研修医
2007 年	同病院神経内科
2008 年	藤田医科大学医学部リハビリテーション医学 II 講座，助教
2010 年	同学部リハビリテーション医学 I 講座，助教
2015 年	同講座，講師

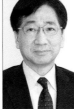

上野 真
（うえの まこと）

2008 年	筑波大学第二学群人間学類卒業
2014 年	鹿児島大学医学部卒業
2016 年	同大学病院リハビリテーション科
2019 年	恒心会おぐら病院リハビリテーション科

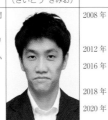

佐藤健二
（さとう けんじ）

2008 年	専門学校愛知医療学院卒業 上飯田リハビリテーション病院
2012 年	国立長寿医療研究センター
2016 年	名古屋大学大学院医学系研究科博士前期課程修了
2018 年	SOMPOホールディングス，課長代理（出向）
2020 年	国立長寿医療研究センターリハビリテーション科部，理学療法主任

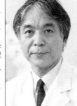

山崎正志
（やまざき まさし）

1983 年	千葉大学医学部卒業 同大学整形外科学教室入局
1990 年	同大学大学院医学研究科修了
1994 年	米国ニューヨーク市マウントサイナイ医科大学整形外科，研究員
2008 年	千葉大学大学院医学研究院整形外科学，准教授
2012 年	筑波大学医学医療系整形外科，教授（現職）
2017～19 年	日本整形外科学会理事長

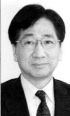

大高洋平
（おおたか ようへい）

1997 年	慶應義塾大学卒業 同大学リハビリテーション医学教室入局
2002 年	慶友整形外科病院リハビリテーション科，部長
2007 年	東京湾岸リハビリテーション病院，部長
2011 年	慶應義塾大学リハビリテーション医学教室，助教
2017 年	藤田医科大学リハビリテーション医学 I 講座，准教授
2019 年	同大学，教授

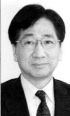

角田哲也
（つのだ てつや）

2011 年	山梨大学医学部医学科卒業
2011 年	聖隷三方原病院初期研修医
2013 年	藤田医科大学（現：藤田医科大学）医学部リハビリテーション医学 II 講座，助手
2014 年	同大学医学部
2016 年	同大学病院
2020 年	京都リハビリテーション病院リハビリテーション科，部長

Contents

ロボットリハビリテーション最前線

編集企画／藤田医科大学教授　大高洋平

Monthly Book

MEDICAL REHABILITATION No.256/2020.12 目次

編集主幹／宮野佐年　水間正澄

Monthly Book MEDICAL REHABILITATION

2020年7月増刊号　No.250

回復期で
知っておきたい！ここが分かれ道!!
症状から引く
検査値と画像

最新増刊号

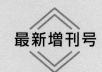

回復期リハビリテーション病棟でよく経験する 24 の症状・病状がこの一冊に！行える検査や治療が限られている回復期リハビリテーション病棟では、どのような状況の場合に急性期病棟に転院させたらいいのか？今回、本書では症状ごとに、診察の視点、検査の選択、転院への決断のポイントを詳述！回復期リハビリテーション病棟で必ずお役に立てていただける一冊です！

編集 川手信行（昭和大学教授）

定価（本体価格 5,000 円＋税）

目次

全日本病院出版会 〒113-0033 東京都文京区本郷 3-16-4　Tel：03-5689-5989
www.zenniti.com　Fax：03-5689-8030

MB Med Reha **No.256**：1-6, 2020

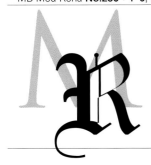

特集／ロボットリハビリテーション最前線

脳卒中片麻痺患者に対する 歩行練習支援ロボットの適応と可能性

平野　哲*

Abstract　脳卒中片麻痺患者が歩行再獲得を目指すとき，残存した機能に適した身体の使い方を習得する必要があり，この過程で運動学習が起こる．下肢装具は関節の自由度を制限し，難易度を調整することで運動学習に役立つが，関節の自由度の制限/遊動を歩行周期中に変更することができないゆえの限界があった．ウェルウォークは，このような下肢装具の問題点を解決するために開発された片麻痺専用の歩行練習支援ロボットである．長下肢装具と同等の立脚支持性，短下肢装具以上の振り出しの容易さを兼ね備え，立脚・遊脚のアシストを患者の能力に応じて調整可能であり，長下肢装具～短下肢装具を必要とする片麻痺患者の歩行練習に幅広く応用可能である．ウェルウォークの特徴や有効性について解説するとともに，歩行練習支援ロボット活用のポイントについても言及する．

Key words　運動学習（motor learning），難易度（difficulty），フィードバック（feedback）

はじめに

　脳卒中患者のリハビリテーションにおいて，歩行再獲得は重要な目標の１つである．回復期リハビリテーション病棟退院時の歩行能力が高いほうが在宅復帰の可能性が高いとする報告[1]があるなど，脳卒中後の歩行能力が，その後の患者の人生に大きな影響を与えるためである．回復期リハビリテーション病棟においては，できるだけ短い期間で日常生活活動を向上させることが求められており，歩行能力向上を効率良く進めるために，歩行練習支援ロボットの貢献が期待されている．これまでに世界中で様々な歩行練習支援ロボットが開発されており，本邦においても臨床での活用が広がってきた．本稿では，筆者が開発にかかわってきた片麻痺者のための歩行練習支援ロボット「ウェルウォーク」を中心に解説する．

運動学習と下肢装具

　脳卒中片麻痺患者が歩行再獲得を目指すとき，麻痺や感覚障害などの機能障害が完全に回復すれば病前と同じ歩容を獲得できるが，その割合は高くない．多くの場合，杖や下肢装具などの補助具を利用しつつ，残存した機能に適した身体の使い方を習得する必要があり，この過程で運動学習が起こる．運動学習における主要な変数は転移性（課題特異性），動機づけ，行動の変化，保持/般化であり，行動の変化にはフィードバック，練習量（頻度），難易度が影響する[2][3]．効果の高い練習を提供するためには，これらの変数を適切に設定する必要がある．

　片麻痺患者の歩行練習において，下肢装具はしばしば重要な役割を果たす[4]~[6]．関節の自由度を制限し，運動を単純化することで，練習課題の難易度を下げることができる．例えば，重度の片麻

---

* Satoshi HIRANO, 〒 470-1192 愛知県豊明市沓掛町田楽ヶ窪 1-98　藤田医科大学医学部リハビリテーション医学Ⅰ講座，講師

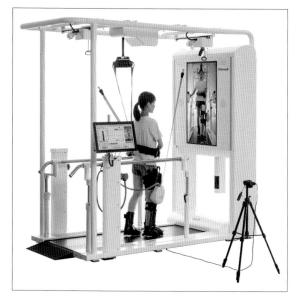

図 1. ウェルウォーク WW-2000
（トヨタ自動車株式会社より提供）

痺患者に装具なしでの歩行を促しても，麻痺側下肢で体重を支えることができないので，患者だけでは歩行を成立させることができない．療法士が上手に介助すると，歩行が成立しているようにみえるかもしれないが，患者自身が歩行を意図して運動し，その結果がフィードバックされなければ，運動学習は進まない．長下肢装具を用いれば，膝折れのリスクがないので，患者は安心して麻痺側に荷重することができ，立脚期における体幹や股関節の運動を学習することができる．麻痺が改善してきたら，短下肢装具を用いて，立脚期の膝伸展も練習すると良い．このように，患者の能力に合わせた適切な種類・設定の装具を用いることが，運動学習を促進するコツである．

しかし，装具による難易度調整には限界がある．長下肢装具は前述したように，立脚の難易度を下げることができる一方で，膝を伸ばした状態で麻痺側下肢を振り出す必要があるため，遊脚の難易度が高い．振り出しに介助を要すると，自分自身で振り出す経験ができなくなり，その部分の運動学習が遅れる．また，患者自身で振り出せたとしても，分回し，伸び上がりなどの代償運動が過剰となり，最終的に不要な代償運動を定着させる恐れがある．

このような下肢装具の持つ問題点を解決するた

めに，筆者らはトヨタ自動車株式会社と共同で，片麻痺患者用の歩行練習支援ロボットの開発を行ってきた．歩行練習アシスト（Gait Exercise Assist Robot；GEAR）[7]～[9]の名称で2007年より研究を開始し，2017年にウェルウォーク WW-1000として製品化され，2020年2月には後継機であるWW-2000が発売となった．

ウェルウォーク

1．構成と機能

ウェルウォークはロボット脚，低床型トレッドミル，安全懸架装置（部分体重免荷装置としても使用可能），脚部免荷装置，患者用モニタ，操作パネルから構成される（**図1**）．患者は，麻痺側下肢にロボット脚を装着して，トレッドミル上で歩行練習を行う．膝関節にモータを搭載したロボット脚は約6kgの重量だが，脚部免荷装置が作動することで，患者が重さを感じることはない．ロボットの重量以上に免荷することで，振り出しの補助も可能である（振り出しアシスト）．ロボット脚足底部の圧力センサと膝関節角度から歩行周期を判断し，適切なタイミングで膝関節の屈曲・伸展が行われる．立脚期に膝伸展を補助するトルクは10段階の変更が可能である（膝伸展アシスト）．足関節は背屈30°〜底屈10°の範囲内で固定または遊動に設定できる．ロボット脚は患者の脚長や膝関節の内外反角度に応じて調整でき，1台のロボットで複数の患者に適合可能である．

運動学習を促進するための特徴の1つが精緻な補助調整性である．調整可能なパラメータとして，膝伸展アシスト，振り出しアシスト，膝屈曲開始タイミング，膝屈曲伸展時間，体重免荷量などがあり，これらを適切に設定することで，運動学習に有利な難易度の練習を提供することが可能となる．例えば，膝伸展アシストを最大にすれば，膝折れは起こらないので，練習初期には適している．しかし，随意性が高くなった患者にとっては，自分で膝を伸展しなくても歩けてしまうので，難易度が低すぎる．一方，膝伸展アシストを最小に

すれば，モータは膝の伸展を全く補助せず，患者本人が膝伸展を随意的に行う必要があるので，麻痺が重度の患者にとっては難易度が高すぎる可能性がある．本人の膝伸展能力の回復に合わせて，段階的に膝伸展アシストを減らすことにより，歩行が成立する範囲内で本人による膝伸展を最大限引き出しながら練習することが可能となる．

もう1つの特徴が，豊富なフィードバック手段である．視覚フィードバックとして，前面モニタに全身像（鏡像），足元像，側面像を選択して表示可能であるほか，姿勢目標，足部接地位置目標，麻痺側荷重量（足部全体または前足部），足圧中心軌跡を重ねて表示できる．音声フィードバックとしては，膝折れ（立脚中の膝屈曲角度が設定値を上回ると警告音が鳴る），荷重成功（麻痺側荷重量が設定値を上回ると成功音が鳴る）を利用可能であり，結果の知識（knowledge of result；KR）の提示手段として有用である．

2．適応と練習方法

ウェルウォークは片麻痺の歩行練習専用に設計されたため，基本的な適応は脳卒中などによる片麻痺患者である．完全対麻痺・四肢麻痺への適応は困難であるが，片側下肢の麻痺が軽度である場合には，重度麻痺側のみに装着して利用できる場合もある．

歩行練習時には，担当する療法士は患者の後方に立ち，バランスを崩した際の対応に備えながら，患者に教示を与えたり，歩行が自立していない患者の重心移動を介助したりして練習を支援する（図2）．患者の歩容が良好かどうかを判断するために有用な情報である麻痺側下肢への荷重量，立脚期の膝屈曲角度，異常歩行パターンの頻度などは，リアルタイムで操作パネルに表示される（図3）．これらのロボットから得られる情報と，療法士が歩行中の患者を視診・触診して得られる情報とを統合して，現在の練習課題が適切な難易度となっているかどうかを判断し，必要に応じてアシストやフィードバックを変更する．これらの操作はすべて操作パネル上で，歩行中に行うこと

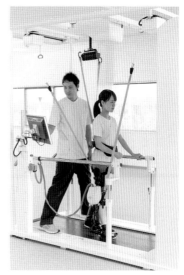

図2．ウェルウォーク WW-2000 の
使用イメージ
（トヨタ自動車株式会社より提供）

ができるので，設定変更のために練習を中断する必要はない．立位が安定しない患者の場合には部分体重免荷を用いることが可能であり，ほとんどの片麻痺患者の歩行練習は療法士1人で対応可能である．熟練した療法士が座位を保持できる患者にロボットを着脱するのに要する時間は，装着に2～3分，取り外しに1～2分である．

3．ウェルウォークの有効性

ウェルウォークが歩行自立度の回復の速さに与える影響を検討するため，Tomida ら[10]はウェルウォークのプロトタイプである GEAR を用いた練習を行った群（GEAR 群）と，一般的な理学療法のみ行った群（対照群）の比較を行った．対象者は年齢20～79歳の初発脳卒中片麻痺患者で，発症3か月以内，Stroke Impairment Assessment Set 下肢合計点が3点以下，Functional Independence Measure（FIM）歩行が3点以下の者とし，両群とも13人ずつが振り分けられた．介入期間は入院1週後からの4週間で，GEAR 群は毎日40分間 GEAR を用いた歩行練習を行い，対照群は通常の歩行練習を40分間行った．主要評価項目である FIM 歩行改善効率（「介入期間中の FIM 歩行利得/介入期間」と定義される）は GEAR 群で有意に高く（GEAR 群0.7，対照群0.4），GEAR は歩行自立度の改善を促進することが示唆された．

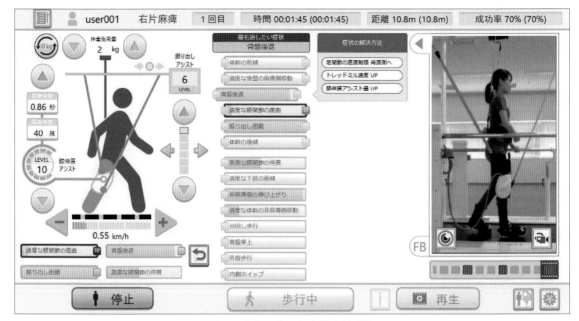

図 3. 操作パネルと歩行分析機能

（トヨタ自動車株式会社より提供）

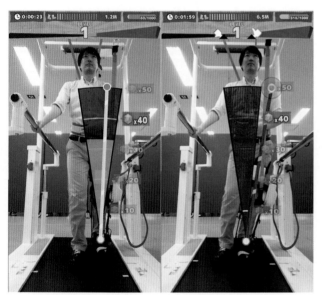

図 4. WW-2000 の姿勢フィードバック
（トヨタ自動車株式会社より提供）

Katoh ら[11]は，ウェルウォークが歩容に与える影響を検討するため，GEAR を用いて歩行練習を行った初発脳卒中片麻痺患者 15 名の退院時の三次元歩行分析結果を，GEAR を用いていない片麻痺患者（過去の歩行分析結果をデータベースより抽出）と比較した．片麻痺患者に典型的な異常歩行パターンのうち，骨盤挙上，非麻痺側への体幹側方移動，遊脚期の膝屈曲不全については，異常

歩行の程度を表す指標値が GEAR を用いた患者群で有意に低く，GEAR を用いた歩行練習は異常歩行の軽減につながる可能性が示唆された．

Ogino ら[12]は，慢性期脳卒中患者を無作為に GEAR を用いる群（GEAR 群）8 名とトレッドミルを用いる群（トレッドミル群）11 名に振り分け，1 日 1 時間，週 5 回，4 週間の歩行練習を行い，介入前後と練習終了 1 か月，3 か月後の歩行能力を比較した．GEAR 群では，介入前と比較して，介入終了時，1 か月後の歩行速度が有意に増加していた．また，介入終了時の Timed Up & Go Test および 6 分間歩行距離の平均変化量は，GEAR 群においてトレッドミル群より有意に大きかったことから，ウェルウォークは慢性期脳卒中患者の歩行能力向上に有効な可能性があると報告した． Ogino ら[13]は，三次元歩行分析により両群の歩容も比較している．健常者と比較して異常を認めた異常歩行パターンの中では，GEAR 群における骨盤挙上が 1 か月後において介入前よりも軽減していたことから，遊脚期の歩容改善において，GEAR はトレッドミルよりも優れている可能性が示唆された．

4．WW-2000 の新機能

WW-2000 では三次元センサと姿勢角センサを

追加することで，マーカーレスの歩行分析機能が実装された．脳卒中片麻痺に典型的な14の異常歩行パターンを検知し，修正すべき異常歩行パターンの出現頻度を提示する(図3)．検出した異常歩行パターンの組み合わせによって，修正すべきパラメータが優先度順に提示されるため，適切なパラメータ設定が容易になった．また，新たな視覚フィードバックとして，扇形の目標を提示し，リアルタイムの姿勢検知を利用して，患者の姿勢が目標に対して成功/失敗どちらの状態にあるかを色と音で提示できるようになった(図4)．KRを提示できる帯域フィードバックであり，運動学習の促進につながると期待される．

歩行練習支援ロボット活用のポイントと その可能性

前述したように，脳卒中片麻痺患者の歩行練習では下肢装具は重要な役割を果たすが，関節の自由度の制限/遊動を歩行周期中に変更することができないゆえの限界があった．ウェルウォークは長下肢装具と同等の立脚支持性，短下肢装具と同等の振り出しの容易さを兼ね備え，立脚・遊脚のアシストを患者の能力に応じて調整可能であり，長下肢装具〜短下肢装具を必要とする片麻痺患者の歩行練習に幅広く応用可能である．本稿では回復期，慢性期の研究成果を示したが，バイタルサインに留意すれば急性期でも安全に使用可能であり，片麻痺患者に関しては守備範囲の広い歩行練習支援ロボットといえる．

歩行練習支援ロボットを使用するにあたり，最も重要なのはそれぞれのロボットの適応である．対麻痺者用に開発されたロボットをそのまま脳卒中片麻痺に用いても効果がないのは自明である．機構自体は応用可能かもしれないが，少なくとも制御方法や練習プログラムの修正が必要である．片麻痺用であったとしても，ウェルウォークのように長下肢装具を必要とするレベルの患者の歩行自立度向上に有用なロボットと，装具なしでも歩行可能な患者の歩行速度や左右対称性の向上を目標に用いるロボットでは，適応が全く異なる．臨床家は，自分の患者に適応があるのはどのロボットなのかをよく考えて使用すべきである．ロボットよりも電気刺激など別の手段が有用な場合もあり得る．

次に重要なのは，それぞれのロボットを有効活用できるかであり，そのためにはパラメータやフィードバックを適切に設定する必要がある．歩行練習支援ロボットでは，精緻な調整性と引き換えに多くのパラメータを有し，適切な設定に難渋するものもある．WW-2000で実装されたパラメータ設定支援機能は，この問題の解決に役立つだろう．運動学習やロボット支援練習を理解した医師・療法士の育成も重要であり，筆者の所属する大学では，理学療法専攻の大学生にウェルウォークの実習を開始予定である．今後，医師や療法士の教育方法についても議論していく必要がある．

従来の歩行練習では，装具や歩行補助具の選択/調整について定まった見解はなく，医師や療法士の経験に依存している部分が多かった．WW-2000のように歩行分析機能を備えたロボットを用いれば，ロボットの設定とそのときの歩行パフォーマンス・歩容が紐付いた状態で記録されるため，多症例のデータが集まれば，どのような設定が効率良く運動学習を促すかが明らかとなるはずである．歩行練習支援ロボットが歩行練習体系の精緻化にも寄与することを期待している．

【COI 開示】
ウェルウォークおよびGEARを用いた研究を行うにあたっては，筆者の所属講座に対して，トヨタ自動車株式会社から研究費とロボットの提供を受けた．

文　献

1) 金山　剛ほか：回復期リハビリテーション病棟における在宅復帰患者の特徴．理療科，**23**(5)：609-613，2008.
2) Schmidt RA, Lee TD：Motor leaning and Perfor-

mance, 5th ed, pp. 256-284, Human Kinetics, 2013.

3) 才藤栄一：運動学習エッセンス．才藤栄一，園田茂（編）．FIT プログラム―統合的高密度リハビリ病棟の実現に向けて，pp. 89-99, 医学書院，2003.

4) Danielsson A, Sunnerhagen KS：Energy expenditure in stroke subjects walking with a carbon composite ankle foot orthosis. *J Rehabil Med*, **36**：165-168, 2004.

5) Teasell RW, et al：Physical and functional correlations of ankle-foot orthosis use in the rehabilitation of stroke patients. *Arch Phys Med Rehabil*, **82**：1047-1049, 2001.

6) Hesse S, et al：Non-velocity-related effects of a rigid double-stopped ankle-foot orthosis on gait and lower limb muscle activity of hemiparetic subjects with an equinovarus deformity. *Stroke*, **30**：1855-1861, 1999.

7) Hirano S, et al：The feature of Gait Exercise Assist Robot―precise assist control and enriched feedback―. *Neuro Rehabilitation*, **41**(1)：77-84, 2017.

8) 平野　哲ほか：歩行練習アシスト（GEAR）と運動学習．*Jpn J Rehabil Med*, **54**(1)：9-13, 2017.

9) 平野　哲ほか：動画で見るリハビリテーションロボットの臨床応用の実際 4. 歩行練習アシスト（GEAR）．臨床リハ，**25**(4)：322-327, 2016.

10) Tomida K, et al：Randomized Controlled Trial of Gait Training Using Gait Exercise Assist Robot（GEAR）in Stroke Patients with Hemiplegia. *J Stroke Cerebrovasc Dis*, **28**(9)：2421-2428, 2019.

11) Katoh D, et al：The effect of using Gait Exercise Assist Robot（GEAR）on gait pattern in stroke patients：a cross-sectional pilot study. *Top Stroke Rehabil*, **27**(2)：103-109, 2020.

12) Ogino T, et al：Effects of gait exercise assist robot（GEAR）on subjects with chronic stroke：A randomized controlled pilot trial. *J Stroke Cerebrovasc Dis*, **29**(8)：104886, 2020.

13) Ogino T, et al：Improving abnormal gait patterns by using a gait exercise assist robot（GEAR）in chronic stroke subjects：A randomized, controlled, pilot trial. *Gait Posture*, **82**：45-51, 2020.

MB Med Reha **No.256**：**7-12**, 2020

特集／ロボットリハビリテーション最前線

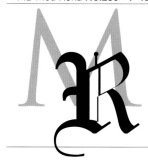

脳卒中片麻痺患者の上肢麻痺への ReoGo®-J の適応と可能性

岩佐沙弥*¹　内山侑紀*²　道免和久*³

Abstract　近年，世界的にリハビリテーション支援ロボットの開発と実用化が急速に加速し，ロボットを用いたリハビリテーション治療（以下，ロボット療法）の報告も増加している．脳卒中後の上肢麻痺に対するロボット療法は，海外ではエビデンスが高い治療法として確立されており[1)2)]，本邦でも『脳卒中治療ガイドライン 2015』[3)]において推奨グレードB［行うよう勧められる］と記載されている．さらに現在の注目すべき話題として，令和2(2020)年度診療報酬改定において運動量増加機器加算が新設されたことが挙げられる．算定の対象は，脳卒中または脊髄障害の急性発症に伴う上肢または下肢の運動機能障害を有する患者（脳卒中または脊髄障害の再発によるものを含む）である．運動量増加機器の中に上肢ロボットが含まれており，ReoGo®-J も対象機器の1つである．従来は保険診療外の実験的な試みの段階にあったが，このたびの改定によりロボット療法の効果が認められたのである．今後は ReoGo®-J を使用したロボット療法がさらに行われるようになり，ReoGo®-J の普及とさらなるエビデンスの確立が期待される．

Key words　上肢麻痺(upper limb palsy)，片麻痺(hemiplegia)，CI療法(constraint-induced movement therapy)，ロボットリハビリテーション(robot-assisted rehabilitation)，ニューロリハビリテーション(neuro-rehabilitation)

上肢用ロボット型運動訓練装置 ReoGo®-J

ReoGo®-J はイスラエルの Motorika 社製の上肢リハビリテーション支援ロボット ReoGo® を，機能はそのままに日本人の体型に合わせて改良されたものである（**図1**）．現在は，帝人ファーマ株式会社が正式にライセンスを取得して国内生産している．多彩な訓練モードを搭載し，二次元・三次元のリーチ動作訓練を多様な難易度に調整して反復して行うことができ，個々の患者の状態に合わせて効率的に上肢機能障害に対するリハビリテーション治療を行うことが可能である．ReoGo®-J は既に医療機器として製造販売認証を取得しており，2020年の診療報酬改定においてリハビリテーション総合計画評価料における運動量増加機器加算の対象機器となった．定価（2020年8月現在）は650万円で保守費用30万円／5年，耐用年数は10年（5年でオーバーホールした場合）である[4)]．

ReoGo®-J の特徴

ReoGo®-J は伸縮するジョイスティック構造のアームに腕を固定して使用する．患者は機器の側方に設置した椅子に座り，麻痺側上肢を操作部位のハンドルセットに固定し，前方のディスプレイに赤色で表示されるターゲットを目指してアームの操作を行う．ターゲットに達すると音が鳴り，次のターゲットが赤色で表示されるため，患者は聴覚と視覚によりターゲットへの到達を認識し，

*¹ Saya IWASA, 〒 663-8501 兵庫県西宮市武庫川町 1-1　兵庫医科大学リハビリテーション科，助教
*² Yuki UCHIYAMA, 同，講師
*³ Kazuhisa DOMEN, 同，主任教授

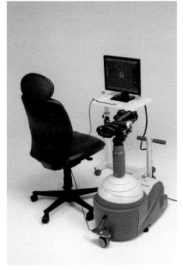

図 1. ReoGo®-J 外観
（資料提供：帝人ファーマ株式会社）

できる．そのため，重度の上肢機能障害の患者に
も使用が可能である．

ReoGo®-J は非常に多様な訓練課題を実施する
ことができ，また細かな難易度調整も可能であ
る．モータ制御によるアシストシステムにより，
5種類の訓練モード（**図2**）を備えており，麻痺側上
肢の随意運動の程度に合わせて最適な訓練モード
を選択することができる．訓練メニューは様々な
運動方向および運動空間の17種類の訓練メ
ニュー（**図3**）が搭載されている．さらに運動ス
ピード（10〜200％），アームの負荷（3段階），リー
チ範囲の倍率（1〜200％），訓練回数（1〜50回）も
各設定の範囲内で調整することが可能であり，こ
れらの設定を多様に組み合わせることができる．

ReoGo®-J と運動学習

ReoGo®-J はリハビリテーション治療の観点か
ら，どのような点で大きな強みを持つのか．ひと
つは，計算論的神経科学の分野で提唱されている
3つの運動学習則（教師あり学習，強化学習，教師
なし学習）[5]をうまく利用した訓練が可能である

さらに次のターゲットに向かって繰り返し訓練を
行う．アームの操作部位には水平ハンドルまたは
水平ハンドルと前腕サポートを組み合わせた，2
種類のハンドルセットを装着し，手や前腕を固定
して使用する．角度や動きを調整することで適切
な訓練肢位や可動域の設定をすることが可能であ
り，麻痺や痙縮の程度に合わせて固定することが

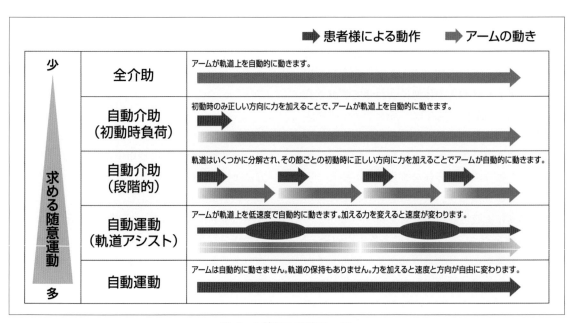

図 2. 5種類の訓練モード

（資料提供：帝人ファーマ株式会社）

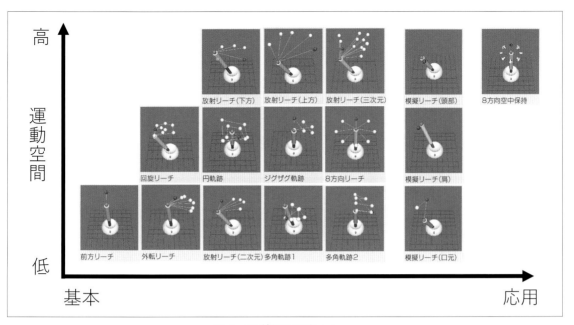

図 3. 17種類の訓練メニュー
8方向リーチは右回り，左回りの2種類がある.

（資料提供：帝人ファーマ株式会社）

ことである．ReoGo®-J を使用したロボット療法を運動学習則の視点でみると，視覚，聴力や力覚など様々なフィードバック情報を提示することができ，多様な課題を様々な難易度に設定することができ，正確な運動を集中的に繰り返すことができる．課題達成時の報酬として，視覚や聴覚など様々な情報を与えることによって，達成感やモチベーションを維持することができる．そして課題を繰り返すことで適切な運動の学習結果を脳に定着させることができる．ただし，運動学習則に則った反復訓練を行うにあたって，重要なのは最適な課題の難易度設定である．ここで ReoGo®-J のもう1つの強みが重要になる．ReoGo®-J は設定の自由度が大きく，細かな難易度調整が可能である．臨床家は患者の状態を判断したうえで，最適な運動学習が進むように，課題の選択や各種パラメータを細かく調整することができる．ただし，日常生活における上肢機能の改善にはロボット療法単独では十分ではなく，運動学習によって獲得した機能，能力を日常生活活動に汎化していく工夫が必要である．

ReoGo®-J の適応

ReoGo®-J は，脳卒中片麻痺などの上肢麻痺に対する治療に用いられる代表的なロボットであるが，中枢神経疾患を中心とした疾患の上肢機能障害に幅広く適応がある．モータ制御によるアシストシステムを備えており，重度の上肢機能障害の患者にも適応が可能である．現在は脳卒中片麻痺患者への適応と，その効果の報告が多くあるが，今後は様々な上肢機能障害に使用した報告も期待できる．例えば ReoGo®-J のオリジナル版である ReoGo® を頚髄損傷に対して使用し，上肢機能の改善を得た報告[6]もあり，脊椎脊髄疾患に伴う上肢機能障害に対しても十分用いることが可能である．

ReoGo®-J を用いた訓練の実際

実際の課題の設定では，まず目標とする動作に必要な関節運動を決定し，特に対象患者の麻痺側上肢の異常運動パターンに拮抗するような関節運動を課題として設定する必要がある．各課題において難易度を設定する際には，Motor Activity Log（MAL）の Quality of Movement（QOM）を参

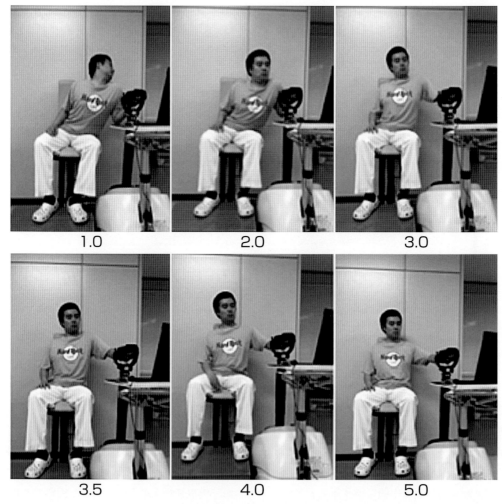

1.0　　　　　　　2.0　　　　　　　3.0

3.5　　　　　　　4.0　　　　　　　5.0

図 4. 課題の難易度調整の目安としての動作の質の評価

（文献 7 より引用）

考に動作の質を評価し，0〜5点の6段階の順序尺度（**図4**）を用い，3.5〜4.0に収まるように難易度を設定する[7]．動作の質が4以上に到達した場合は難易度を増加させるほうが良い[4]．

　当院では麻痺側上肢の重症度に応じて，次のような訓練モードと訓練メニューの組み合わせを主に実施している．まず弛緩性麻痺の重度の患者では，「全介助」モードで「前方リーチ」または「回旋リーチ」を行い，肘の伸展を促す．わずかに共同運動が出現する場合は，「自動介助（初動時負荷）」モードで正しい運動方向をアシストし，リーチ範囲の倍率も100%以下の低い倍率とし，短いスケールで実施する．共同運動がわずか〜中等度出現する場合は，「自動介助（段階的）」「自動介助（軌道アシスト）」モードなどのアシストモードで「外

転リーチ」「放射リーチ」など肩関節外旋や外側方向への課題を実施し，リーチ範囲の倍率も100%へ徐々に拡大する．共同運動が中等度以上に出現する場合は，「自動介助（軌道アシスト）」または「自動運動」モードでリーチ範囲の倍率を100%以上に拡大し，「放射リーチ（三次元）」などの三次元動作も取り入れる．上肢機能がより良好な患者では，目標とする動作に合わせて多様な課題を提供し，ロボット療法に加えてCI療法（constraint-induced movement therapy）をはじめとした課題志向型訓練や麻痺側上肢の日常生活への汎化を中心としたアプローチを実施する．

ReoGo®-Jの治療効果

　本邦において2016年に実施された脳卒中回復

期患者を対象とした多施設前向き無作為オープン試験[8]では，対象患者はReoGo[®]を用いた訓練を行う群（ロボット群）と自主訓練を行う群（対照群）にランダムに割り付けられ，その効果が検証された．両群とも1日40分（2単位）の通常のリハビリテーション治療に加え，ロボット群はReoGo[®]（1日40分）を用いた訓練を実施し，対照群はストレッチなどの伝統的な自主訓練（1日40分）を週7回，6週間実施した．その結果，ロボット群は対照群と比較し上肢FMA（Fugl-Meyer Assessment）のうち肩・肘・前腕機能および屈筋共同運動が有意に改善した．さらに重症度別には，治療前の上肢FMA 30点以上の群において，ロボット群は対照群と比較し肩・肘・前腕機能に有意な改善は認めなかったが，上肢FMA 30点未満の群においては有意な改善を認めた．しかし，MALに関してはロボット群と対照群の間に有意差を認めなかったことも示されており，麻痺側上肢の日常生活における使用頻度の改善には課題が残る結果となった．

　またTakebayashiら[9]は同じ対象患者データを用いて，治療前の屈筋共同運動のFMAにより軽度（0～5点）・中等度（6～9点）・重度（10～12点）と重症度別にグループごとの上肢機能の変化を，上肢FMA 3項目（合計，肩・肘・前腕，屈筋共同運動）を用いてサブ解析を行った結果を報告している．これによると，治療前の屈筋共同運動が中等度と重度のグループでは，ロボット群はすべての評価項目で改善を認めたが，対照群は重症度にかかわらずほとんどの上肢機能は改善しなかった．また，ロボット群と対照群で重症度別に上肢機能の変化量を比較したところ，重症度にかかわらず結果は同等であった．しかし中等度のグループでは，ロボット群は対照群に比べて屈筋共同運動が有意に改善していた．

ReoGo[®]-Jの課題

　ReoGo[®]-Jは運動学習則に則った反復訓練を行うことが可能であり，重要なのは最適な課題の難易度設定である．まさに運動学習に最適なツールである．しかし課題はいくつか残されている．まず，適切な難易度調整を行うことができているかどうかの判断が難しいことである．設定の自由度が高いがゆえに，治療者の経験や技量にかかわる部分が大きく，訓練課題の設定が本当に適切かどうかは不明である．そのため，治療者によってはロボット療法を開始することを躊躇する可能性もある．また，患者に対して最適な難易度が設定されておらず，治療効果が十分に出ないこともあり得るだろう．今後ロボット療法を普及させ浸透させていくには，機器の操作が複雑ではないことに加え，適切な治療を提供できることが必要である．これまでの経験的治療から，上肢機能に応じて適切な訓練メニューや難易度の選択をすることで，効果的に上肢機能を改善することがわかっている．今後は，これまでに蓄積したロボット内のデータを解析し，脳卒中患者の麻痺側上肢の程度に応じてどのような難易度の訓練課題が適切なのかを検証し，標準的な訓練プログラムを作成することを検討している．

　次にロボット療法により得られた上肢機能を日常生活へ汎化できるかという大きな課題がある．我々のグループは2018年までに慢性期脳卒中患者に対し，ReoGo[®]-Jの自主訓練に加えて日常生活への汎化を促す行動戦略（transfer package）を含む課題指向型訓練を組み合わせた，多施設での前向き無作為オープン試験を実施した．Transfer packageとは，「介入者と対象者間の日常生活における麻痺手の使用に関する同意」「対象者自身の麻痺手に対するセルフモニタリングの促進」「麻痺手を実生活で使用するための問題解決行動の獲得」の構成要素からなる，獲得した機能を日常生活動作に汎化させるための行動変容を目的とした治療法である[5]．試験はすでに終了し，結果は現在解析中であるが，上肢機能を日常生活へ汎化させるにはやはり治療者の手が重要であり，ロボット療法においてもCI療法と同様にtransfer packageを併用することが望まれる．

ReoGo®-J の今後の展望

ReoGo®-J を使用したロボット療法には，このようにいくつかの課題があるが，現在はその課題を解決するために研究も進められている．一般的にロボット療法の長所は，多様な課題を正確かつ安全に，十分に反復することができる点であり，従来のリハビリテーション治療に比べて機能面における効果が期待される[10]．今後，ロボットにより強度を定量化することで，効果的・効率的なリハビリテーション治療プログラムを構成するための要因の分析と研究が可能になると考えられる[11]．しかし，訓練時期や訓練量，課題の難易度設定など，個々の患者の状態に合わせた最適な治療法は，ロボットではなく最終的に治療者の手で決定することが重要である．また，ロボット実用化の条件として，道免[12]によると，① 運動学習に必要な課題調整が可能であること，② 無作為化比較試験によるエビデンスが確立されていること，③ 企業により商品化され，安定供給とメンテナンスが期待できること，が必要とされている．ReoGo®-J はこれらの条件を満たしており，今後の普及とさらなる研究の発展に大きな期待が寄せられている．

文 献

1) Langhorne P, et al：Stroke reha-bilitation. *Lancet*, **377**(9778)：1693-1702, 2011.
2) Winstein CJ, et al：Guidelines for adult stroke rehabilitation and recovery：A guideline for healthcare professionals from the American Heart Association/American Stroke Association. *Stroke*, **47**(6)：e98-e169, 2016.
3) 日本脳卒中学会脳卒中ガイドライン委員会：脳卒中治療ガイドライン 2015，pp. 296-298，協和企画，2015.
4) 内山侑紀ほか：上肢用ロボット型運動訓練装置 ReoGo®-J. 臨床リハ，**29**(10)：984-991，2020.
5) 道免和久（編）：ニューロリハビリテーション，医学書院，2015.
6) Sledziewski L, et al：Use of Robot-ics in spinal cord injury：A case report. *Am J Occup Ther*, **66**(1)：51-58, 2012.
7) 竹林　崇ほか：重度から中等度上肢麻痺を呈した慢性期脳卒中患者に対する多角的介入におけるロボット療法の実際．作業療法，**3**(62)：148-158, 2017.
8) Takahashi K, et al：Efficacy of Upper Extremity Robotic Therapy in Subacute Poststroke Hemiplegia：An Exploratory Randomized Trial. *Stroke*, **47**(5)：1385-1388, 2016.
9) Takebayashi T, et al：Impact of initial flexor synergy pattern scores on improving upper extremity function in stroke patients treated with adjunct robotic rehabilitation：A randomized clinical trial. *Top Stroke Rehabil*, 1-9, 2020 [published online ahead of print, 2020 Mar 10].
10) 内山侑紀，道免和久：上肢機能再建に向けたロボットリハビリテーション．*Jpn J Rehabil Med*, **57**(5)：415-420，2020.
11) Duret C, et al：Robot-assisted therapy in upper extremity hemiparesis：overview of an evidence-based approach. *Front Neurol*, **10**：412, 2019.
12) 道免和久：上肢機能障害に対するロボットリハビリテーション．医のあゆみ，**264**(13)：1134-1140, 2018.

MB Med Reha No.256：13-18, 2020

特集／ロボットリハビリテーション最前線

上肢リハビリテーションロボット「CoCoroe AR²」の適応と可能性

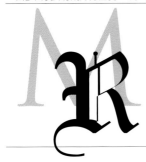

上野　真*1　下堂薗恵*2

Abstract　CoCoroe AR²は，リーチング動作の実現を目的とした，上肢用リハビリテーションロボット（arm rehabilitation robot）である．患側上肢をワイヤーを介してモーター制御下に免荷したうえで，運動と同期した電気刺激や振動刺激を併用することが特徴である．脳卒中後の片麻痺患者や脊髄損傷後の上肢麻痺の患者に対して適応がある．難易度や課題を患者によって細かく調整することが可能であり，目的とする運動の高頻度反復が実現できる．これまでに脊髄損傷患者へのクロスオーバーデザインによる症例報告や，脳卒中慢性期患者への前後比較試験などが報告されている．有害事象はみられず，自動関節可動域などの改善が得られたとされている．今後さらに知見が蓄積され，機能面だけでなく能力面への汎化を促進させる，より効率的かつ多様な使用方法についても検討が進むことが望まれる．

Key words　リーチングロボット（reaching robot），上肢免荷（arm-weight support），脳卒中（stroke），脊髄損傷（spinal code injury）

CoCoroe AR²の適応

これまで，脳卒中における The Copenhagen Stroke Study[1]などの知見によって，様々な機能的な予後予測が行われてきた．その一方で，従来の予後予測を上回るべく，新しい治療法を開発し続ける試みも重要である[2]．近年，より効果的な機能回復のために，通常の療法士による訓練のみならず，ロボットを利用したリハビリテーション治療が研究されている．脳卒中治療ガイドライン2015[3]では，上肢機能障害に対するリハビリテーションとして「麻痺が軽度から中等度の患者に対して，特定の動作の反復を伴った訓練（麻痺側上肢のリーチ動作，目的志向型運動，両上肢の繰り返し運動，mirror therapy，促通反復療法など）を行うことが勧められる（グレード B）」とされてい

るが，ロボットリハビリテーションにおいても特定の動作の反復を実現しようとするものが多くみられる．

CoCoroe AR²（安川電機社製，図1）は，リーチング動作，すなわち"目標に向かって手を到達させる運動"の実現を目的とした，上肢用リハビリテーションロボットである．鹿児島大学病院リハビリテーション科と鹿児島大学工学部，安川電機による医工連携，産学連携の結果，開発された機器であり，これまでにもその開発背景や使用法，効果などについて報告している[4]．

CoCoroe AR²の特徴としては患側上肢をモーター制御下に免荷したうえで，運動と同期した電気刺激や振動刺激を併用することが挙げられる．Shimodozono らは持続的低振幅電気刺激が促通反復療法の効果を促進する可能性があると報告[5]

*1 Makoto UENO，〒 890-8544 鹿児島県鹿児島市桜ヶ丘 8-35-1　鹿児島大学大学院医歯学総合研究科リハビリテーション医学／恒心会おぐら病院リハビリテーション科
*2 Megumi SHIMODOZONO，鹿児島大学大学院医歯学総合研究科リハビリテーション医学，教授

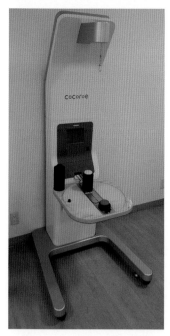

図 1. CoCoroe AR²の外観

し，また Kawahira らは脳卒中片麻痺患者の麻痺側中殿筋と前脛骨筋へ継続的な振動刺激を与えたところ，10 m 歩行速度が有意に速くなったと報告している[6]．これらを背景に，目的とする動作を促通させる効果が期待できるとして，CoCoroe AR²では電気刺激や振動刺激が併用されている．

また，難易度や課題を患者によって細かく調整することが可能であり，目的とする運動の高頻度反復が実現できる．このため，セラピストが訓練時間内に機能訓練に割く時間を補うことや，セラピストの負担軽減に寄与する．

上記のような特徴があるため，CoCoroe AR²は脳卒中後の片麻痺患者や頚髄損傷による上肢麻痺の患者など，上肢の自動運動が困難な患者や関節可動域に制限のある患者に適応がある．添付文書上「ペースメーカーを使用している場合は本装置を使用しないこと」と，禁忌事項の記載がある．また，CoCoroe AR²は，座位で使用することが想定されているため，ある程度座位保持が可能である必要があり，使用時に上肢や体幹などに疼痛がないことを確認することも重要である．

なお，2020 年 4 月に運動量増加機器加算が新設されたが，CoCoroe AR²はこの対象機器，特定診療報酬算定医療機器（能動型上肢用他動運動訓練装置）として登録されている．これにより，脳卒中または脊髄障害の急性発症に伴う上肢または下肢の運動機能障害を有する患者を対象に使用した場合，施設基準等の諸条件を満たせば，月に 1 回 150 点を申請できる．

実際の使用方法

CoCoroe AR²は，椅子に座った状態でテーブルに設置された青と黄色の押ボタンスイッチ（**図 2**）を交互に押す動作を繰り返す．設定としては，まず訓練を行う患側上肢に専用の手装具（**図 3-A**）を装着する．これが上部のワイヤーと接続されることで，サーボモーター制御による免荷が可能となる．免荷量は 500〜2,500 g であり，前方へのリーチ時と手前に戻る際で異なる免荷量を設定することも可能である．次に，目的となる動作に応じ，電気刺激用の表面電極や振動刺激装置を貼付する（**図 3-B**）．押ボタンスイッチを押すことでこの電気刺激装置や振動刺激装置のオンオフが切り替わり，例えば肘の伸展を行うタイミングで上腕三頭筋への刺激が入るように設定することで，肘伸展動作が促されることが期待される．これらは，目的とする動作に応じてそれぞれの貼付部位を変更することができる．基本的に電気/振動刺激は課題の遂行に必要な主動筋を刺激するよう設定する．主動筋の筋腹を挟むように電極パッドを貼付し，その中間に振動刺激装置を市販のテープ類で固定することが多い．初回の準備にはこういった電極などの貼付部位や出力の調整が必要であるため 10〜15 分程度の時間を要するが，初期設定が済めば 5 分程度で準備することが可能である．

青と黄色の押ボタンスイッチは，高さや位置を調整することが可能である．これにより患者 1 人ひとりの機能障害に応じた課題設定や難易度調整を行うことができる．**図 3**のように手前の押ボタンスイッチを低く，奥側を高く設定することで，いわゆるリーチング動作（肩の屈曲と肘の伸展の複合運動）の反復が行え，逆に**図 4**のように奥側を低く，手前側を高く設定することで口元へのリー

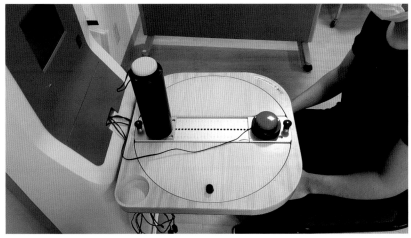

図 2. 青と黄色の押ボタンスイッチ

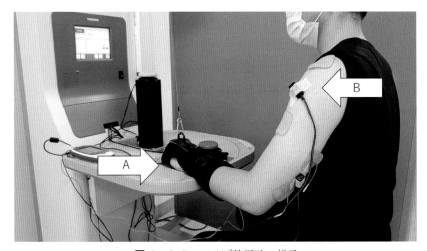

図 3. CoCoroe AR²使用時の様子
A：手装具をベルトで装着し，手背側にワイヤーを接続する．
B：目的とする動作の主動作筋へ電気刺激用電極パッド，振動刺激装置を貼付する．
　前方へのリーチングであり，三角筋前部線維と上腕三頭筋に貼付している．

チング動作を想定した課題を設定することが可能である．前述のように電気/振動刺激はそれぞれの動作における主動筋を刺激することが基本となるため，例えば図3のような課題設定の場合，三角筋前部線維や上腕三頭筋への電気/振動刺激を調整する．添付文書には電気刺激の出力設定として「持続的に使用する場合と訓練のタイミングに合わせて刺激する場合」があると記載されており，神経筋電気刺激として持続的な関節運動閾値下での刺激レベルから，関節運動を惹起するレベルまで，患者1人ひとりに応じた設定が可能である．また，設定時の使用感や効果によっては，電気/振動刺激の併用だけではなく，電気刺激のみ，また

は振動刺激のみを使用することも可能である．効率的な訓練が行えるよう，初回の評価時に最も良好な反応の得られる組み合わせを探索する必要がある．なお，電極パッド（図5-B）は消耗品であり，感染対策の観点からも患者ごとにそれぞれ個人用に用意するのが望ましい．

訓練終了後には，適切なフィードバックを行うことも重要である．CoCoroe AR²では訓練時のボタンを押した回数やボタン同士の距離，免荷量などを後から確認することができる（図6）．特に一定の時間内に反復してボタンを押した回数が以前よりも向上していく様子をフィードバックすることで，患者自身のモチベーションの維持も期待で

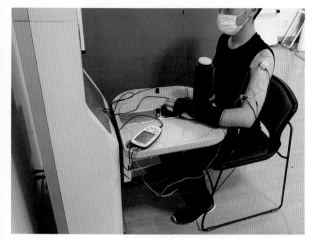

図 4. 口元へのリーチング時の様子
図は奥側の青のスイッチを押したところである. このスイッチによって電気振動刺激が入り, 肩屈曲, 肘屈曲を促して口元へのリーチング動作を行う.

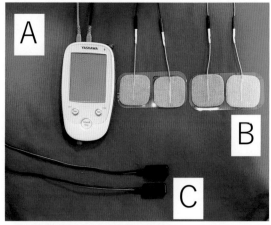

図 5. 電気刺激装置と振動刺激装置
電気刺激装置(A), 電極パッド(B), 振動刺激装置(C)を示す. 電極パッドは着脱可能な消耗品である.

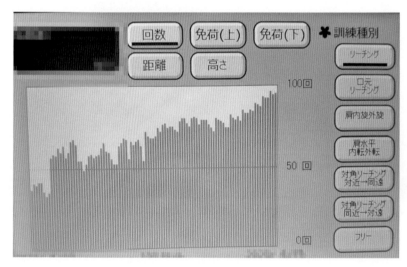

図 6.
CoCoroe AR²のモニター表示
訓練中の施行回数のほか, 経時的な反復回数のグラフを表示することも可能である.

きる.

CoCoroe AR²の典型的な使用方法は以上の通りであるが, これとは異なる多様な使用方法についても検討, 報告されている. 三浦らは, CoCoroe AR²による免荷を受けながら, 電気刺激装置を総指伸筋へ使用して手指の grasp/release の動作を促通し, 応用的な物品操作訓練を行った症例を報告している[7]. また, 押ボタンスイッチは取り外してテーブル外に置くことも可能であり, 例えば膝上からテーブルへの上肢の移動など, 多様な訓練課題を設定することができる[8]. 自主訓練としての使用も有効であると考えられるが, 添付文書上では「医師, 作業療法士, 理学療法士などの治療者が患者を確認できる位置で使用すること」とさ

れており, 個室などで患者のみで使用することは推奨されないため, 注意が必要である.

効果について

CoCoroe AR²のプロトタイプとなったリーチングロボット(以下, リーチングロボット, 図7)を用いた報告を 2 件紹介する.

不全脊髄損傷患者の上肢麻痺に対してクロスオーバーデザインでリーチングロボットを使用した Case Repot が Hoei らによって報告されている[9]. 受傷から 3 か月が経過した 60 代の頸髄損傷者 1 名が対象であり, 上肢末梢部に対しては全期間を通じて通常のリハビリテーション治療が 1 日 20 分間行われた. これに加えて, 肩や肘を含む上

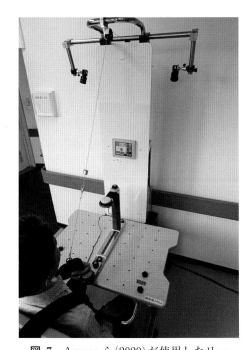

図 7. Amano ら(2020)が使用したリーチングロボット

CoCoroe AR²のプロトタイプである．製品と異なり上部に 2 台のカメラが設置され，設置したマーカーをもとに 3 次元動作解析が可能となっている．

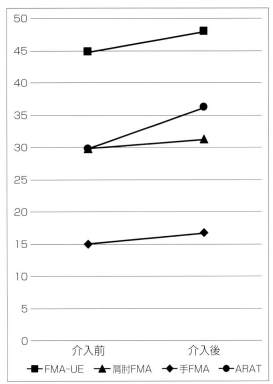

図 8. FMA，ARAT の点数の変化

6 人の患者の各平均値の変化を示す．介入前に比較して 2 週間の介入後は FMA 上肢項目(FMA-UE)，FMA 肩肘項目(肩肘 FMA)，FMA 手項目(手FMA)，ARAT のすべてにおいて Wilcoxon の符号順位検定で有意な改善を認めた($p < 0.05$)．

肢近位部への促通反復療法と持続的神経筋電気刺激を併用した治療を 1 日 20 分間，2 週間行う A 期と，リーチングロボットを 1 日 20 分間，2 週間使用する B 期が設定された．A-B-A-B と反復するクロスオーバーデザインで介入したところによると，B 期後に肩屈曲と肘伸展の自動関節可動域が 10° 程度改善し，Stroke Impairment Assessment Set における Knee-mouth Test と Finger Test でも改善がみられるなど，有効性が報告された．発症から 3 か月経過後の脊髄損傷患者であり，自然回復は見込めない可能性もある中で改善が得られており，不全脊髄損傷患者への有効な介入になり得ると考えられる．

　脳卒中慢性期患者 6 名に対し，リーチングロボットを使用した前後比較試験が Amano らによって報告されている[10]．これは脳卒中慢性期の上肢片麻痺のある患者 6 名を対象とし，1 日 40 分間の通常の作業療法を行ったうえで，リーチングロボットを使用した訓練を 1 日 15 分間，週 5 日，2 週間行ったものである．motor control の指標として Fugl-Meyer Assessment の上肢項目(以下，FMA-UE)を，motor function の指標として Action Research Arm Test(以下，ARAT)を用いて評価したところ，FMA-UE の平均値が介入前後の評価で 44.8 点から 48.0 点へ，ARAT のスコアの平均値が 29.8 点から 36.2 点へ改善した(**図 8**)．これらの変化はともに統計学的に有意で，前者は最小可検変化量と同等，後者は臨床的に意義のある最小変化量を上回った．また，この試験では 3 次元動作解析を行っている．これによると，リーチングロボットによる介入前後でリーチング動作時の肘の関節可動域が拡大し，また，リーチ動作にかかる時間が減少したと報告している．さらに，当初はリーチング動作時に体幹による代償動作がみられたものの，介入後はこれが軽減したとしている．脳卒中慢性期患者が対象であるが，2 週間という比較的短期間の介入で上記のような改善がみられており，有効なリハビリテーション

治療として期待される結果であるといえる.

　筆者の勤務する病院でも，脳卒中片麻痺患者や頚髄損傷患者の上肢麻痺などに対して CoCoroe AR²を使用し，良好な結果を得ている．前述の通り，通常の訓練として療法士によるリハビリテーション治療内に行うことはもちろん，状況が整えば自主訓練として使用することができるため，各患者に合わせた課題を反復させることが可能となっている．今後さらに知見が蓄積され，機能面だけでなく能力面への汎化を促進させる，より効率的かつ多様な使用方法についても検討が進むことが望まれる.

文　献

1) Jørgensen HS, et al：Outcome and time course of recovery in stroke. Part Ⅱ：Time course of recovery. The Copenhagen Stroke Study. *Arch Phys Med Rehabil*, **76**：406-412, 1995.

2) 上野　真ほか：脳卒中リハビリテーションにおける機能評価と予後の予測. 田川皓一ほか(編), マスター脳卒中学, pp.509-515, 西村書店, 2019.

3) 日本脳卒中学会, 脳卒中ガイドライン委員会(編)：主な障害・問題点に対するリハビリテーション　2-3上肢機能障害に対するリハビリテーション. 脳卒中治療ガイドライン 2015, pp.292-294, 協和企画, 2015.

4) 上野　真ほか：ここまで来たロボットリハビリテーション　CoCoroe AR². 臨床リハ, **29**：1020-1027, 2020.

5) Shimodozono M, et al：Repetitive facilitative exercise under continuous electrical stimulation for severe arm impairment after sub-acute stroke：a randomized controlled pilot study. *Brain Inj*, **28**：203-210, 2014.
Summary 持続的低振幅電気刺激を促通反復療法に同時併用することで促通反復療法の効果を促進する可能性があることを報告した.

6) Kawahira K, et al：New functional vibratory stimulation device for extremities in patients with stroke. *Int J Rehabil Res*, **27**：335-337, 2004.
Summary 脳卒中片麻痺患者13名の麻痺側中殿筋と前脛骨筋へ歩行周期のすべてにわたって継続的に振動刺激を行ったところ10 m歩行速度が有意に速くなった.

7) 三浦聖史ほか：上肢訓練ロボット CoCoroe AR²を使用したリーチング運動に種々の工夫を試み上肢機能改善を得た脳出血片麻痺の一例. *Jpn J Rehabil Med*, **55**：S297, 2018.

8) 野間知一ほか：上肢リーチングロボット CoCoroe AR2 の使用手順書の開発. *Jpn J Rehabil Med*, 第57回日本リハビリテーション医学会学術集会プログラム・抄録集：S413, 2020.

9) Hoei T, et al：Use of an arm weight-bearing combined with upper-limb reaching apparatus to facilitate motor paralysis recovery in an incomplete spinal cord injury patient：a single case report. *J Phys Ther Sci*, **29**：176-180, 2017.

10) Amano Y, et al：Reaching exercise for chronic paretic upper extremity after stroke using a novel rehabilitation robot with arm-weight support and concomitant electrical stimulation and vibration： before-and-after feasibility trial. *BioMed Eng Online* **19**：28, 2020.

MB Med Reha **No.256**：**19-31**, 2020

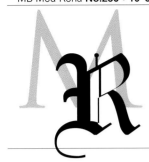

特集／ロボットリハビリテーション最前線

神経疾患に対する装着型サイボーグ型ロボット HAL の適応と可能性

中島　孝*

Abstract　HAL 医療用下肢タイプによる歩行運動療法は神経筋 8 疾患に対する無作為化比較対照試験（RCT）により歩行機能改善効果と安全性が検証され，保険診療（[J118-4] 歩行運動処置）が行われている．HAL には今までの運動療法とは異なる次元で，効率良く容易に運動学習ができる特徴があるため適正使用，普及だけでなく適応拡大が期待される．使用成績調査も順調に行われており，2020 年 11 月の終了後の長期使用の結果報告が待たれている．この HAL を代表とするサイバニックデバイスにはその他，単関節タイプ，腰タイプ，インターフェースタイプなどがある．HAL 医療用単関節タイプはリハビリテーション総合計画評価料の運動量増加機器加算が算定できるようになった．それらを適切にリハビリテーション施設に選定・導入する際に必要な基本的事項から，保険制度，研修内容，操作方法，運用方法，治療プログラムの内容，研究方法を解説した．

Key words　サイバニクス（cybernics），HAL 医療用下肢タイプ（HAL for medical use（lower limb type）），HAL 自立支援用腰タイプ（HAL for well-being（lumber type）），HAL 医療用単関節タイプ（HAL for medical use（single joint type）），サイン（Cyin）

サイバニックデバイスを自施設に導入するために

1．HAL などのサイバニックデバイスとは何か

　筑波大学の山海嘉之はサイバニクス（cybernics）概念を作り出し，装着型サイボーグ型ロボット Hybrid Assistive Limb（HAL）を発明した[1]．サイバニクスはサイバネティクスと異なり，デバイスと人の運動器（効果器）が一体となり，力学的および電気的に融合しようとする技術であり，この原理で作られた機器をサイバニックデバイス（cybernic device）と呼ぶ（**表 1，図 1〜3**）．

　サイバニックデバイスにおける現時点での特徴は，効果器の皮膚表面に現れた運動単位電位を生体電位信号（bioelectrical signal；BES）として計測し，効果器に対する運動意図をリアルタイムに逆解析し，装着者が意図した運動現象になるよ

うにデバイスがアシストすることにある．デバイスと効果器が力学的に一体となっても，慣性モーメントや質量中心のずれを最少化しようとすることで，運動意図と運動現象のずれは自己固有受容感覚により装着者にフィードバックされ，より正しい運動を行うことができる．同時にデバイスのセンサーもそのずれを計測し，理想的運動パターンと運動現象のずれを補正する運動を支援する．両者がずれを最小限にしようとすることで，装着者は最終的に運動学習ができると考えた．これは，山海がかねてから提唱している【脳→脊髄→運動神経→筋骨格系→HAL】，【HAL→筋骨格系→感覚神経→脊髄→脳】という身体と HAL との間に起きる interactive biofeedback（iBF）と同一であり，iBF はサイバニクスを使った運動学習理論といえる[2]．

* Takashi NAKAJIMA，〒 945-8585 新潟県柏崎市赤坂町 3-52　国立病院機構新潟病院脳神経内科，院長

表 1. 各種サイバニックデバイスの臨床使用目的と診療報酬上の扱い

| サイバニック
デバイス | 機器分類 | 部位/動作
(想定されるものも含む) | 臨床使用と保険収載等 |
|---|---|---|---|
| HAL 医療用
下肢タイプ | 医療機器
(生体信号反応式運動機能改善装置) | 歩行運動機能改善目的での
• 歩行運動学習
• 立位バランス学習
• 起立動作学習
• 膝関節, 股関節の運動学習 | • RCT に基づき, 神経筋 8 疾患に対しては[J118-4] 歩行運動処置ロボットスーツによるを毎回算定可能.
• 医師の判断で適応外使用は可能と思われるが, [J118-4] は算定しない. |
| HAL 自立支援用
下肢タイプ | 福祉用具
(障害者自立支援機器) | 障害者自立支援目的での
• 歩行運動学習
• 立位バランス学習
• 起立動作学習
• 膝関節, 股関節の運動学習 | • 各種リハビリテーション料の中で使用可能
• 介護保険リハビリテーション, 障害者総合福祉法の自立訓練の中で使用可能 |
| HAL 医療用
単関節タイプ | 医療機器
(能動型展伸・屈伸回転運動装置) | 当該部位における運動量増加
• 肘関節, 膝関節, 足関節, 肩関節の促通運動練習
• 上肢のリーチ動作練習など | • 各種リハビリテーション料の中で使用可能
• [H003-2] リハビリテーション総合計画評価料に新設された運動量増加機器加算が月 1 回算定(発症から 60 日以内の脳卒中または脊髄障害) |
| HAL 自立支援用
単関節タイプ | 福祉用具
(障害者自立支援機器) | 障害者自立支援目的での
• 肘関節, 膝関節, 足関節, 肩関節の促通運動練習
• 上肢のリーチ動作練習など | • 各種リハビリテーション料の中で使用可能
• 介護保険リハビリテーション, 障害者総合福祉法の自立訓練の中で使用可能 |
| HAL 自立支援用
腰タイプ | 福祉用具
(障害者自立支援機器) | 障害者自立支援目的での
• 座位の骨盤前後傾運動および体幹前屈運動練習
• スクワット運動および立ち座り運動練習 | • 各種リハビリテーション料の中で使用可能
• 介護保険リハビリテーション, 障害者総合福祉法の自立訓練の中で使用可能 |
| サイバニック
インターフェース
Cyin | 福祉用具
(障害者自立支援機器) | • 促通運動練習
• PC, 環境制御装置, 意思伝達装置の操作練習 | • 各種リハビリテーション料の中で使用可能
• 介護保険リハビリテーション, 障害者総合福祉法の自立訓練の中で使用可能
• 障害者総合支援法の補装具費支給制度における, 生体現象方式「重度障害者用意思伝達装置」が申請可能 |

※ HAL®, Cyin® は CYBERDYNE 株式会社の商標

HAL 医療用下肢タイプ(図1)はサイバニックデバイスの代表としての iBF を起こすために必須な構造と制御メカニズムが実装されている. そのメカニズムの第 1 が, cybernic impedance control (CIC)で HAL 自体が重量約 15 kg であるが装着者が関節運動方向に肢を動かした場合は, 重さを感じず, 慣性モーメントのずれもほとんど感じさせないための制御である. 第 2 に, cybernic voluntary control(CVC)は装着者の皮膚表面から運動意図を反映した運動単位電位(motor unit potential)によりパワーユニットのトルクを制御するメカニズムである. 第 3 は cybernic autonomous control(CAC)は理想的な歩行や立ち上がりパターンを supervisor として制御することでエラーの少ない運動を実現するメカニズムである.

この 3 つのメカニズムが働くことで, HAL を装着し運動練習を行うと運動学習効果が得られる[2].

2. サイバニックデバイスの種類と選択(表 1)

現在, 医療と福祉領域で使用できるサイバニックデバイスは, HAL 医療用下肢タイプ, HAL 自立支援用下肢タイプ, HAL 医療用単関節タイプ, HAL 自立支援用単関節タイプ, HAL 自立支援用腰タイプ, サイバニックインターフェース Cyin(図3-b)がある(すべて CYBERDYNE 株式会社製).

1)下肢タイプ(図1)

歩行運動学習を行う HAL 医療用下肢タイプおよびその障害者自立支援機器モデルとして HAL 自立支援用下肢タイプがある[3]. 歩行のための立位バランス練習学習, 座位からの立位練習もできる.

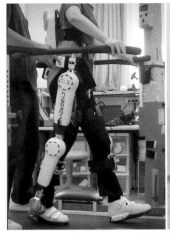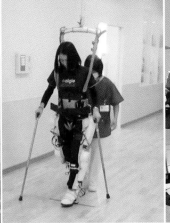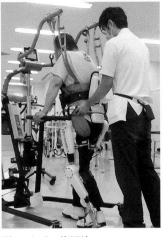

a|b|c

図 1. HAL 医療用下肢タイプと HAL 自立支援用下肢タイプの使用法

両下肢の随意性が極めて低い場合, 運動疲労が強い場合, 長時間の歩行練習をする場合はaを開始する. aから始めた場合も徐々にb, cを取り入れる. 一定レベルの歩行機能がある方はb, cから開始する.

a : 免荷式トレッドミル歩行トレーニング(body weight supported treadmill training;BWSTT)を HAL 装着にて行っている様子. ハーネスと懸架装置で姿勢が改善し前傾姿勢になりにくい. トレッド ミル装置で立脚相での股関節/膝関節の伸展が改善される. 練習時は, 扇風機などを使用して発汗を冷 まし, 異常な体温上昇を抑制する.

b : 天井走行型の免荷式床上歩行トレーニング(body weight supported overground training; BWSOT)を HAL 装着にて行っている様子. 前傾姿勢になりにくい. 自由に歩行補助具を使える.

c : 移動型のホイスト(ALL IN ONE)で免荷式床上歩行トレーニングをHAL 装着にて行っている様子. 簡便でどこまでも歩行できるが, 前傾姿勢にならないように注意する.

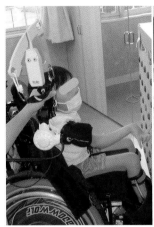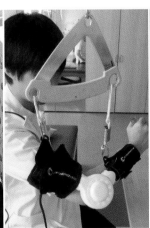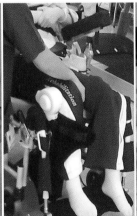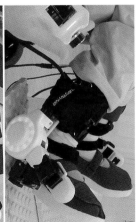

a|b|c|d

図 2. HAL 自立支援用(医療用)単関節タイプの使用法

各関節用の専用アタッチメントを使い装着する. 右膝・左肘用(右回転)と左膝・右肘用 (左回転)があることに注意

a : 上腕アタッチメントと上肢吊り下げキットを使い, セラピストが支援することで肩 関節の一部の随意運動練習が可能

b : 上腕アタッチメントと前腕アタッチメントを使用して装着する. 臥位で肘の随意運 動学習が可能であるが, 重力で伸展運動が起きる. 座位が可能な患者の場合は, 写真 のように上肢吊り下げキットを使用しリーチング動作練習が可能

c : 大腿アタッチメントと下腿アタッチメントを使用して装着する. 膝の伸展/屈曲学習 練習に使用できる. 立位, 臥位, 座位で使用可能. 随意的膝関節伸展屈曲運動練習に より人工膝関節置換術後の運動再学習に有用. 二次的廃用症候群を予防だけでなく, 膝機能も改善する.

d : 足関節アタッチメントと専用シューズを使用. 脳血管障害患者の下垂足に対する促 通訓練, 遠位型ミオパチー患者に対する足関節の運動療法, 脊髄障害患者や神経・筋 疾患に対する足関節の動作改善に使用可能

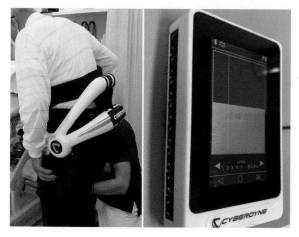

図 3.
その他のサイバニックデバイス
  a：HAL自立支援用腰タイプは物の持ち上げ動作，中腰姿勢保持，体幹を起こす動作などの際に，両側大腿部と体幹運動をアシストする．BESは脊柱起立筋（erector spinae；ES）から取る．座位の骨盤前後傾運動および体幹前屈運動練習，スクワット運動および立ち座り運動練習が容易にできる．
  b：サイバニックインターフェースCyinはBES，ピエゾ素子出力，メカニカルスイッチのon/offを8 chの入力として使い，それぞれの組み合わせを簡単な論理演算をしたうえで，8 chのon/off出力を行う機器．促通リハビリテーション装置として障害者総合支援法の補装具費支給制度における，生体現象方式「重度障害者用意思伝達装置」として使用可能である．

2）単関節タイプ（図2）

肘関節，膝関節，足関節に専用のアタッチメントを接続することで，各関節における随意的な運動量を増加させ，促通を行うのがHAL医療用単関節タイプであり，その自立支援機器モデルとしてHAL自立支援用単関節タイプがある．

3）腰タイプ

HAL自立支援用腰タイプ（図3-a）は持ち上げ動作，中腰姿勢保持，体幹を起こす動作支援や学習に特化している．

4）インターフェース

HALから電気モータを取り除いた，身体と機器のインターフェースとして，促通運動療法と意思伝達装置として使える サイバニックインターフェースCyinがある（図3-b）[4]．

デバイスの選択の仕方は，運動学習を行う随意運動，関節部位を決めて，機器を選定する．自立支援モデルか医療機器モデルかの判断は，適用患者に対して診療報酬を請求するのか，しないのか，障害者/介護リハビリテーション目的として使用するかにより選択する．

3．導入時に必要な体制および診療報酬の理解

1）必要な体制と届け出

HAL医療用下肢タイプ[5]の導入においては神経・筋疾患の診療およびリハビリテーションに3年以上の経験と専門知識を持ち，HAL医療用下肢タイプの安全使用講習（製造販売のCYBERDYNE株式会社による約4時間の講習会）を修了した常勤医師がいて，さらに同上の安全使用講習

を修了した理学療法士（PT），作業療法士（OT），看護師のいずれかの合計が2名以上常勤である必要がある．平坦で十分なスペースと歩行評価のための直線10 m以上の歩行路を有することが要件となっている．エアコンなどにより運動に適切な温湿度に管理できる環境と患者に頼らない転倒保護装置（例えばホイストなど）を備える必要がある．この詳細は，［通知］第57の4の2 歩行運動処置（ロボットスーツによるもの）と，日本神経学会などが監修した「HAL医療用下肢タイプの適正使用のためのガイド（CYBERDYNE株式会社）」〔https://www.neurology-jp.org/news/news_20160627_01.html〕[6]を参照し，地方厚生局長等に届ける必要がある．

患者に頼らない転倒保護装置としては，トレッドミルと併用できる懸架装置（図1-a），天井走行型（図1-b），移動型（図1-c）のいずれかが最低限必要であり，個々の体型に適合したハーネスを装着し，スリングで懸架装置に接続する．HAL自立支援用下肢タイプの使用においては地方厚生局への届け出が不要である以外は同様である．HAL医療用単関節タイプ（図2）を使用するためには［H001］脳血管疾患等リハビリテーション料（I）または（II）に必要な施設基準を地方厚生局長等に届ける必要がある．

2）診療報酬点数の算定

HAL医療用下肢タイプは適用となっている神経筋8疾患に関して添付文書と適正使用ガイドに従って使用する際に，［J118-4］歩行運動処置（ロ

ボットスーツによるもの)が1日に1回,算定できる.現在は対象がすべて難病患者であるため,点数は1日1,800点となる.導入期の5週間または導入期の9回は1日2,000点が加算される(合計3,800点/日).通常,装着していない状況が1か月を超えた場合は,疾患や皮膚の状態が変化するため,再調整を初回と同様にすべきであることから,導入期加算2,000点を再度算定可能である.HALを保険診療で使う場合は,担当の複数職種が参加するカンファレンスで9回の処置による歩行機能の改善効果を検討し診療録に記載する必要がある.回数上限はないが,「通常の歩行運動に比して客観的に明確な上乗せの改善効果が認められると判断される場合に限り,本処置を継続して算定できる[J118-4]」.進行性難病なので,前後の改善効果がなくても,通常の歩行運動療法からの想定比較で改善(悪化程度の抑制効果)とみなし得れば良い.

HAL医療用単関節タイプの使用においては,[H001]脳血管疾患等リハビリテーション料を算定するにあたり,医師,PTまたはOTが運動量増加機器を用いたリハビリテーション計画を策定し,[H003-2]リハビリテーション総合計画評価料を算定し,脳卒中または脊髄障害発症から60日以内に,当該機器を用いて,脳血管疾患等リハビリテーションを行った場合に,運動量増加機器加算として,月1回に限り150点を上記所定点数に加算する.

HAL医療用単関節タイプの使用は,[H001]脳血管疾患等リハビリテーション料の算定に予め組み込まれており,この加算も適用する.[H001]脳血管疾患等リハビリテーション料は,「種々の運動療法,実用歩行訓練,日常生活活動訓練,物理療法,応用的動作能力,社会的適応能力の回復などを目的とした作業療法などを組み合わせて個々の症例に応じて行った場合(中略)に算定する」と通知文で定められており,HAL医療用下肢タイプも含め,HAL自立支援用下肢タイプ,HAL自立支援用腰タイプ,HAL自立支援用単関節タイプ,Cyinなどを個々の症例に応じて組み合わせて

使用した場合も算定できる.[H001]脳血管疾患等リハビリテーション料の算定基準の記載に「マッサージや温熱療法などの物理療法のみを行った場合には第2章特掲診療料第9部処置の項により算定する」と記載されており,もし,PT,OTが行わず看護師,医師のみで対応する場合は,HAL医療用下肢タイプのみを単に使用しているだけの時間として,その時間はロボット歩行運動処置([J118-4]歩行運動処置(ロボットスーツによるもの))のみの点数となると考えられる.

サイバニックデバイスを運用する

1.適 応
1)HAL医療用下肢タイプの適応(図1)

HAL医療用下肢タイプは,治験(NCY-3001試験)の有効性と安全性評価に基づき,神経筋8疾患(脊髄性筋萎縮症,球脊髄性筋萎縮症,筋萎縮性側索硬化症,シャルコー・マリー・トゥース病,遠位型ミオパチー,封入体筋炎,先天性ミオパチー,筋ジストロフィー)の歩行運動療法に対して医療機器承認された[5)6)].治験での組み入れ基準の「両下肢障害による歩行不安定症のため,杖,歩行器などを使わず,掴まらず,10mを安全に自立歩行できない患者で,軽介助があるか,掴まるか,歩行器または移動型ホイストを使うことで,10m以上歩行が可能な患者(下肢補装具は必要時使用).」は明確に有効性が検証された範囲である.それよりも軽症または重症の場合も臨床現場で工夫しながら進めていくことができる.しかし,ホイストで免荷しても立位姿勢が保てず,トレッドミル上であっても歩行動作がまったくできず,HAL医療用下肢タイプのCACモードでも歩行運動にならない場合は実施することができない.

下肢長が適合しないなど,身体サイズが合わない場合のHALの使用は禁忌である.また,電極装着部位やカフを装着する部位の皮膚の障害がある場合も使用できない.一方,医師の判断で人工呼吸器装着,心臓ペースメーカー,植え込み型除細動器(implantable cardioverter defibrillator;

ICD）装着中患者，バクロフェン髄注療法中の患者であっても使用可能である．現時点で，HALによる歩行運動療法による筋障害や心不全増悪の報告はない．

神経筋8疾患以外の疾患（例えば，脳血管障害，パーキンソン病，脊髄症など）に対して，HAL医療用下肢タイプの適応外使用として診療中の医師が個別の症例として使用が妥当と考えれば他の標準的治療との併用療法としては可能である．しかし，前向きのプロトコールを決めて，機器の有効性評価として機器の評価を行う場合は，臨床研究法の特定臨床研究または治験で行う必要がある．

2）HAL自立支援用下肢タイプの適応（図1）

HAL医療用下肢タイプの適応外使用ではなくHAL自立支援用下肢タイプを使用することが臨床現場で可能であり，研究的な使用も可能である（**表1**）．HAL自立支援用下肢タイプには神経筋疾患患者のまばらで微小な運動単位電位を皮膚表面で検出するBフィルター機能がないが，神経筋疾患以外で必ずしも必須とはいえない．

HAL医療用下肢タイプでの海外承認実績は，脊髄損傷として，C4～L5のASIA（American Spinal Cord Injury Association, Standard Neurological Classification of Spinal Cord Injury）C，ASIA Dおよび，T11～L5のASIA A with Zones of Partial Preservation，ASIA BがFDA（米食品医薬品局）で承認されている．脳卒中および神経筋8疾患にも追加承認された．また，脊髄炎，多発性硬化症，ギラン・バレー症候群にも使われ始めている．しかし，神経筋8疾患以外の疾患に対しては日本では当面は，HAL自立支援用下肢タイプを使用すると良いと思われる．使用方法は，神経筋疾患における適正使用ガイドを準用する．感覚障害を呈する脊髄障害やギラン・バレー症候群などの場合のHALのカフによる圧迫，電極装着による皮膚障害などに特に注意する必要がある．

HAL自立支援用下肢タイプの使用において，脳卒中発症後1週間以内に歩行訓練を開始できた37人の患者を対象とした通常リハビリテーショ

ンとの比較試験で，2～6週後の後述のFIMスコアはHAL群（90.1）のほうがCP群（79.0）よりも有意に高かった（p＝0.042）と報告された．脳血管障害の急性期診療においてはHAL自立支援用下肢タイプが使用されている[7]．

3）HAL医療用単関節タイプの適応（図2）

［H001］脳血管疾患等リハビリテーション料を算定している施設では，HAL自立支援用単関節タイプではなく，HAL医療用単関節タイプを選定する．脳卒中または脊髄障害発症から60日以内なら，膝関節，肘関節，足関節，肩関節すべてにおいて，運動量増加加算を算定できる．それに該当しなくても使用はできるが，加算はできない．介護保険リハビリテーション，障害者総合福祉法の自立訓練で使用する場合は，HAL自立支援用単関節タイプを使用する．促通運動療法のみならず，上肢のリーチ動作練習などにも有用である（図2-b）[8]～[10]．安全使用講習の受講が必須であること，専用のアタッチメントを使用することが前提であり，サイズとアタッチメントとの不適合がある場合は使用禁である．カフや電極の装着部位に皮膚障害がある場合も治癒するまで使用できない．

4）HAL自立支援用腰タイプの適応（図3-a）

医学的リハビリテーション，介護保険リハビリテーション，障害者総合福祉法の自立訓練において，座位の骨盤前後傾運動および体幹前屈運動練習，スクワット運動および立ち座り運動練習などに効果が期待できる．高齢者，心不全，呼吸不全患者で立ち上がりの運動練習が十分にできない場合，HALにより疲労を抑えて運動練習ができる[8]．特にパーキンソン病における前傾姿勢，腰曲がり症（bent spine syndrome；BSS）に対して効果が期待できると現在考えている．安全使用講習の受講が必須であり，サイズや装着時の不適合がある場合の使用は禁である．BES用の電極は脊柱起立筋（erector spinae；ES）に対応する皮膚に電極を貼付し，腰フレームと腰部ベルトを使いHALを骨盤に装着し，大腿部をHALのカフと脚部ベルトで固定する．それらの部位の皮膚障害が

ある場合は治癒するまで使用できない.

5）サイバニックインターフェース Cyin の適応（図 3-b）

サイバニックインターフェース Cyin は BES またはピエゾ素子出力，メカニカルスイッチの on/off を 8 ch の入力として使い，それぞれの組み合わせを簡単な論理演算をしたうえで，8 ch の on/off 出力を行う機器である[4]．BES の計測感度は高く，神経筋疾患のまばらで微小な運動単位電位を背景ノイズから安定して皮膚表面で検出できる．力学的な部分がない HAL であり，人が機器と一体になるためのインターフェースである．医学的リハビリテーション，介護保険リハビリテーション，障害者総合福祉法の自立訓練に使用できる．安全使用講習が義務づけられていないため，逆に使用者が試行錯誤しながら使用する必要が出ている．

Cyin は促通リハビリテーション装置として促通させたい関節部位（effector）に対応する BES を検出し，それを音，光，振動に変換しバイオフィードバックすることで HAL と同様の運動学習，促通運動が反復可能である．PC などの機器操作のためのスイッチインターフェース，環境制御装置として使用できる．現在臨床評価を終え，市販されている．これは障害者総合支援法の補装具費支給制度における，生体現象方式「重度障害者用意思伝達装置」として個々の患者単位で申請可能である（表 1）．ALS（筋萎縮性側索硬化症）で locked in state に近づく症例などに，そうなる前に上肢や下肢に電極を装着し導入することで意思伝達装置使用が継続できる患者がいると思われる．

2．評価法

1）歩行運動機能

HAL 医療用下肢タイプ，HAL 自立支援用下肢タイプを使用する場合は必ず，前後に歩行運動機能評価を行い使用する．歩行機能評価時は転倒予防と快適な歩行のため，最適な歩行補助具またはホイストを使用する．HAL 治験（NCY-3001 試験）では，歩行持久力を評価する 2 分間歩行テストに

よる最高歩行距離が主要評価項目であり，対照治療との比較で有意差が得られた[2)5)6)]．もし，神経筋疾患，神経疾患で 6 分間歩行テストを実施すると，数日間は疲労が強く活動レベルが低下する危険があるため，標準的な評価法としては，2 分間歩行テストを推奨する．6 分間歩行テストと 2 分間歩行テストのデータには強い相関がある[11]．

10 m 歩行テストを全施設で行うために，HAL 医療用下肢タイプの施設基準では最低 10 m の歩行路があることを基準としている．助走 2 m，定常状態 6 m，減速 2 m の歩行での定常状態 6 m の歩行スピード，平均歩幅（またはストライド長），歩行率を測定・評価する．歩数，時間はアウトカムデータとして使用しない．施設により 16 m 歩行（3 m の加速と 3 m の減速）路の中の 10 m の定常状態を測定した場合でも，歩行スピード，平均歩幅，歩行率は互換性がある．10 m 歩行テスト，2 分間歩行テストの歩行路は評価の前後で同一の歩行路，同一の歩行補助具またはホイストを使う．長期評価する場合は，前評価のときに必要な変更を行う．本人の同意が得られる場合はビデオで歩容パターンの評価を追加する．片麻痺患者の場合は，歩行分析装置で左右の歩幅を別々に計測する．パーキンソン病などでは立ち上がり，歩行，方向転換を含め評価する場合は TUG（Time Up and Go）テストを行う．時間計測は正規分布しないので，群間比較では対数変換または平均スピード変換後に有意差検定を行う．

2）疾患と ADL に関する機能評価

脊髄性筋萎縮症は Hammersmith Functional Motor Scale-Expanded（HFMSE），ALS は ALS functional rating scale（ALSFRS-R）など，疾患別機能障害評価法を採用する．一般的な ADL 評価尺度とする場合，疾患によらず細かな評価が可能なため FIM が良い．脳血管障害では FIM 評価は必須である[7]．FIM ができない場合でも，簡便な Barthel Index を少なくとも評価する．

3）患者による健康状態評価と治療評価

現在，HAL 医療用下肢タイプの製造販売承認

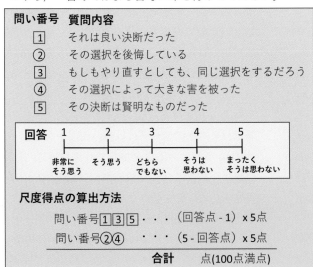

あなたが受けた治療を振り返って，現在どう思われているかをお伺いします。

1点(非常にそう思う)から5点(まったくそうは思わない)のうち，一番あてはまる番号に印を付けてください。

問い番号　質問内容
1　それは良い決断だった
②　その選択を後悔している
3　もしもやり直すとしても、同じ選択をするだろう
④　その選択によって大きな害を被った
5　その決断は賢明なものだった

回答　1　2　3　4　5
非常に　そう思う　どちら　そうは　まったく
そう思う　　　でもない　思わない　そうは思わない

尺度得点の算出方法

問い番号 1 3 5 ・・・ (回答点 - 1) x 5点
問い番号 ② ④ ・・・ (5 - 回答点) x 5点

合計　　点(100点満点)

図 4.
日本語版 DRS(Decision Regret Scale)の評価方法
実際の使用時は以下の URL に従うこと.
〔https://decisionaid.ohri.ca/eval_regret.html〕

後に実施されている使用成績調査においては歩行機能評価のみならず，患者自身による健康状態評価法である EQ-5D-5L と治療法を主観評価するために日本語版 DRS(Decision Regret Scale)(**図4**)を採用している[12]．

EQ-5D-5L は WHO の健康定義を計量心理学的に評価しようとしており，健康関連 QOL 評価尺度の1つにも分類され，効用値(utility：0が死，1が健康状態に対応)を最終的に計測しようとする．HAL を使用している患者群の健康状態の変化を EQ-5D-5L で定期的に調査する．評価は必ず，患者自身に記載してもらう．EQ-5D-5L の utility の最高値は1だが，最低値は0ではなく，0以下の値であるため，比尺度として比較(例えば，何％の改善度)はできない．進行性の難病において utility を改善する治療法はほとんどないため，もし希少性神経筋8疾患に対して，HAL を使った歩行運動療法で utility が改善するならば，医療経済学的なインパクトがある．

現在，神経筋疾患では HAL の運動学習効果は永久に続くわけではなく，長期的には悪化していく．個別患者において対照治療との比較はできないので，治療を患者自身に評価してもらう Patient Reported Outcome(PRO)評価が重要となる．

このような場合にオタワ大学で開発された DRS が有用であり，日本語版 DRS も標準化[12]されている(**図4**)．DRS では治療後に治療を5項目の質問項目によって評価する．それぞれの問いに対して，患者は5段階評価を行い，専用の計算式で合計することで，治療に対する期待損失感(後悔感)を評価する．DRS＝0が期待通りであり，DRS＝100は期待損失感(後悔感)が100％という意味となる．

3．HAL 医療用下肢タイプの実際の使用方法
1）開始時の設定と調整

初回の装着をする際に，添付文書，適正使用ガイドを参考にして，電極位置の選定をする．臥位，座位または立位で，股関節，膝関節の屈筋/伸筋群の代表的部位の筋を触診しながら，電極を左右合計18個装着し，運動単位電位を BES として計測できるようにする(**図5-a，b**)．HAL を装着せず，CIC モードに設定して，各関節について屈曲/伸展意図で10秒程度の脱力の後，3秒程度の動作と5秒程度の脱力を繰り返し確認する．相反的な BES の出現をコントローラーのディスプレイか HAL モニターで観察し電極位置を修正する(**図5-c**)．BES の目盛りが2になるように部位を選択および，フィルターの設定，感度(増幅率)レベルの

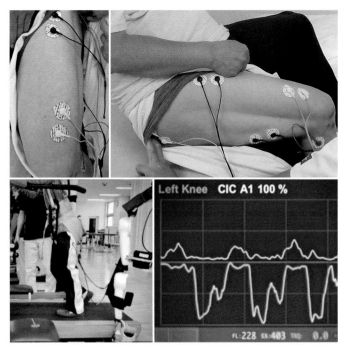

図 5.
電極スクリーニングの方法
　ａ，ｂ：電極装着部位は適正使用ガイドの
　　　図と筋の触診により行い BES を見なが
　　　ら位置を修正する．臥位，座位，立位で
　　　電極スクリーニングが可能．電極位置が
　　　決定したら，2回目からは臥位でスピー
　　　ディに電極装着する．
　ｃ：ホイストで患者を転倒予防し，HAL
　　　医療用下肢タイプをそばに置きケーブ
　　　ルで接続し，CIC に設定し BES を測定す
　　　る．
　ｄ：HAL モニターまたはコントローラー
　　　のディスプレイで BES を表示する．写
　　　真は膝のわずかな屈曲/伸展運動の意図
　　　で，左膝関節で屈曲信号（上），伸展信号
　　　（下）が相反性に出現することが確認で
　　　き電極位置を確定した．

調整を行う（図 5-d）．

　座位からの立位練習を行う場合の HAL は座位
装着，歩行練習を行う場合は立位装着を基本とす
る．いずれも ALL IN ONE などのホイスト（図1-
c）を使い転倒予防として装着する．通常，2人
（PT と助手）で電極装着後から5分以内に装着完
了する．必ず脚長に合わせて HAL を調整し，患
者と HAL の股関節軸，膝関節軸を合わせる．

　歩行練習開始前に，各関節を CVC に設定して，
座位でも立位でも膝関節や股関節を HAL のアシ
ストを感じながら電極スクリーニングをしたとき
と同じように自由自在に動かせることを確認す
る．このとき，トルクチューナの調整，バランス
チューナの調整を行い，トルクリミットを30%～
できる限り50%以上に設定する．歩行練習は，
HAL を装着して，免荷式トレッドミル歩行ト
レーニング（body weight supported treadmill
training；BWSTT）（図1-a），天井走行型の免荷
式床上歩行トレーニング（body weight supported
overground training；BWSOT）（図1-b），移動式
のホイスト（図1-c）を使って行う[13]．歩行練習で
は歩行スピードに合った WALK 値を設定して開
始する．HAL を装着して，装着者が一番快適に歩
行できるようにトルクチューナを調整していく．

HAL 歩行練習中は，歩行時間と歩行距離を測定
する．1回の練習時間は約20～30分が適切であ
る．最初の週は週3回実施し，HAL での歩行練習
をしない日は，筋肉痛や症状を確認し，必要時は
マッサージを行いながら，通常のホイストサポー
トでの歩行運動療法を追加する．3週間程度で9
回を1コースとして行う．

2）再調整の判断

　HAL 装着歩行練習が適切で効果的かは，歩行
練習中の歩行距離の経時変化をプロットすること
で容易にわかる（図6）．転倒予防装置のみ使用し，
HAL 非装着で約20分間の歩行練習を3日間（Visit
2，3，4）行い，歩行距離を測定しておく．次に，
約20分間の HAL 装着歩行練習を Visit 5から9回
行い，HAL 装着歩行練習中の歩行距離をグラフ
にする．HAL が適切に歩行をアシストしている
ならば，20分の歩行距離は非装着のときより
HAL 装着のほうが長くなる．もし，長くなってい
なければ，HAL の装着・使用のどこかに不適切性
があると考える．HAL 歩行練習中の電極位置や
各種パラメータ設定が十分適切であれば，HAL
歩行運動練習の回を重ねる度に，歩行距離が伸び
ていく．もし，歩行距離が伸びていかなければ，
HAL 装着歩行練習の何らかのパラメータが適切

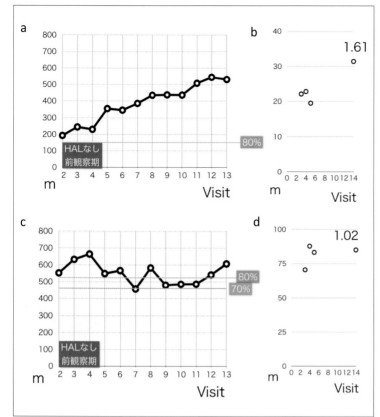

図 6.
改善例と非改善例の練習中の歩行距離の比較
Visit は歩行練習の日数を示す.
　a, c：約 20 分の歩行練習を HAL 非装着で Visit 2, 3, 4 に行い歩行距離を測定し, HAL 装着歩行練習の 9 回の Visit 5〜13 まで測定し続ける. a では順調に歩行距離を伸ばしたが, c では歩行距離は増加しなかった.
　b, d：Visit 2, 3, 4 直後の 2MWT の距離と HAL 歩行練習後の Visit 14 の 2MWT の距離を測定する. b では明らかな改善効果(1.61 つまり, 61％の改善効果)が得られ, d では得られなかった.

でない. その場合, 無理にこのまま 9 回練習を実施しても, 2 分間歩行テストで前後の改善効果は得られない. もし, HAL 装着歩行練習での歩行距離が毎回伸びていく場合は, 運動学習効果がみられ, 前後での 2 分間歩行テスト結果は改善する. そうでなければ, 改善効果は得られない.

3) 長期使用の考え方

　NCY-3001 試験の基本仮説として, 神経筋 8 疾患は通常リハビリテーション治療によっても 2 分間歩行テストデータ(距離)は次第に悪化していくが(**図 7**, natural course), HAL によるサイバニック治療を行うことで悪化速度が緩やかになることを当初想定した(**図 7-C**). 実際に市販後に長期使用を行ってみると, ALS のパターンは当初の想定通りだったが(**図 7-C**), ALS 以外の疾患では当初, 想定を超え, 長期の改善効果が得られ維持できる患者が多いことがわかってきた(**図 7-B**). 今後は疾患修飾薬との長期の複合療法でさらに効果が高くなること(**図 7-A**)を狙っている[2].

4) 医薬品との複合療法

　現在, 筋萎縮性側索硬化症に対してはエダラボン, 脊髄性筋萎縮症に対してはアンチセンス核酸医薬のヌシネルセン, 球脊髄性筋萎縮症に対してはリュープロレリン, 肢体型筋ジストロフィーの 1 つのポンペ病に対しては酵素補充療法用のアルグルコシダーゼα, デュシェンヌ型筋ジストロフィーに対してはアンチセンス核酸医薬のビルトラルセンが保険診療で使用できる. これらを単独で使用しても歩行運動機能が改善しているという事実は示されていない. 我々は, それらの疾患修飾薬による治療と HAL 医療用下肢タイプによる運動療法との複合療法を行えば効果は相互に増強すると考え[2], 観察研究を開始している[14].

　今後, HAL 医療用下肢タイプの小型モデル(2S サイズ)により小児の歩行運動療法が可能になれば, デュシェンヌ型筋ジストロフィーや脊髄性筋萎縮症 2 型患者に対して, 5 歳程度から医薬品治療と HAL との複合療法を行い画期的な治療効果が得られる可能性があると考えている[2][3].

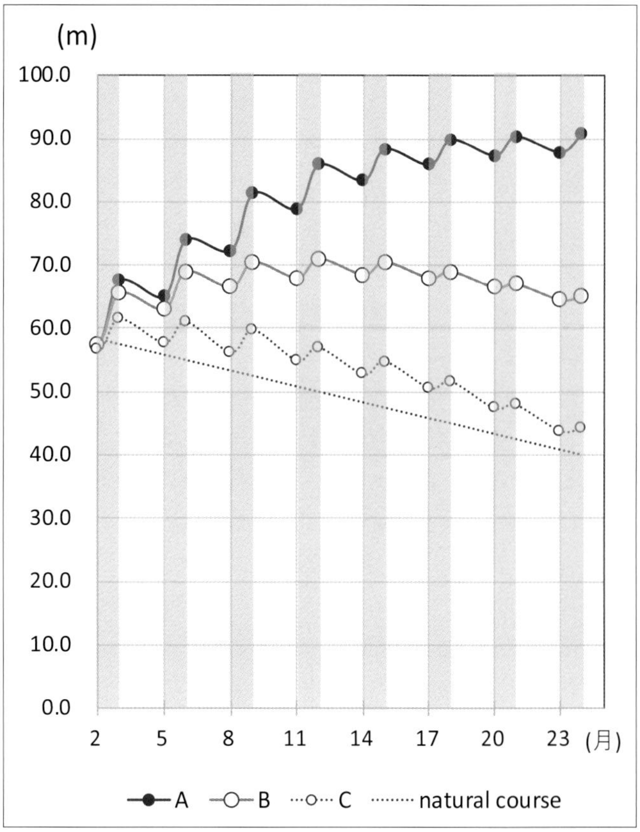

図 7.
HAL 医療用下肢タイプの長期使用時の想定シミュレーション
横軸は月数．縦軸は2分間歩行テスト（2MWT）の歩行距離（m）．神経筋疾患のnatural courseでは通常，徐々に2MWTの歩行距離が低下する．3か月の間に3〜4週間の集中練習を行う（灰色の帯）．C：ALSのような疾患群ではHALの長期効果は一定期間しかないが，それでも悪化抑制効果が期待できる．B：ALS以外の神経筋疾患では，通常一時期プラトーに達するまで改善する．A：有効な疾患修飾薬とHALとの複合療法が今後成功すると，プラトーレベルはさらに高くなる．

検証するための治験と
メカニズムを深めるための観察研究

1．今までの学説
1）研究仮説と治験結果

　HAL 医療用下肢タイプ（CYBERDYNE 株式会社製）[5)6)] の承認目的のために，我々のグループは治験実施計画書を2つ作成しサイバニクスによる運動機能回復効果の検証を行った．1つは運動単位に病変がある疾患群，神経筋疾患に対してiBFの有効性を確認するための無作為化比較対照試験（randomised controlled trial；RCT），前述のNCY-3001 試験である．もう1つは，運動単位より上位の中枢神経系に病変がある場合にiBFが神経可塑性を誘導できるかどうかを確認するRCT，NCY-2001 試験で慢性単相性の痙性対麻痺をきたす疾患群（HTLV-1 関連脊髄症，遺伝性痙性対麻痺など）を対象とした．両者とも主要評価項目は，歩行持久力と歩行スピードの両者を反映する2分間歩行テストを採用した．組み入れ患者は，「杖，歩行器などを使わず，掴まらず，10 mを安全に自立歩行できない患者で，軽介助があるか掴まるか歩行器または移動型ホイストを使うことで10 m以上歩行が可能な患者（下肢補装具は必要時使用可）」とした．HAL を装着した歩行運動療法またはホイストで転倒防止のみを行った歩行運動療法（対照治療）を，1回40分（休息時間は20分を超えないため，実質歩行運動時間は20〜30分となる）それぞれ9回ずつ，順序を変えて行うクロスオーバー試験（NCY-3001）または同時に行う並行群間試験（NCY-2001）としてRCTを実施した．HALを装着した歩行運動療法において，対照治療と比較して有意に2分間歩行の距離が延長していた．

　すでに，NCY-3001 試験だけでなく慢性単相性の痙性麻痺に対するNCY-2001 試験も終了しており，適応拡大申請を準備中である．HALの単脚モデルを使用した脳血管障害の回復期における治験も進捗し[15)]，両脚モデルで急性期に対する治験準備[7)]も完了している．

2）メカニズムと非侵襲的測定方法

　Ramón Y Cajalが成人の中枢神経系は一度傷害されると再生しないと結論づけたため[16)]，多くの

専門医は中枢神経系の傷害後の真の機能回復については懐疑的であった．HAL医療用下肢タイプの発明とそれを用いた歩行運動療法のRCTによって一定の機能改善エビデンスが示されるにつれて，再度，中枢神経や運動単位における機能回復/再生メカニズムが興味を持たれるようになった．今後，脊髄障害，神経筋疾患，脳梗塞などにおける機能回復/再生メカニズムの詳細な検討が必要である．現時点では，神経可塑性の選択理論としてのThe Theory of Neuronal Group Selection(Edelman)[17]とそれを反復強化するとシナプス伝達効率が良くなるというヘッブ則(Hebbian theory)などの学習理論に基づくと考えている．さらに，脊髄歩行中枢パターン発生器の再活性化も重要と考えられる．マカクザルの皮質脊髄路の傷害実験で間接路が使えるようになるなどの研究でわかるように，傷害後の神経回路の可塑性が重要である[18]．それらの評価方法としてHALの臨床研究としても非侵襲的なfMRI，fNIRS[19]，DTI[20]などの手法が試されている．

3）研究に関連する指針と法令の遵守

医師の判断で臨床的にHAL医療下肢タイプを適応外に使用すること自体は法令違反ではないが，HALの有効性評価のための無作為化比較対照試験は，臨床研究法の特定臨床研究か治験以外では行ってはならない．

一方で，医療用であっても自立支援用であっても，臨床現場でHALを使っていてそのデータを使う場合は後ろ向きであろうと前向きであろうと観察研究が可能である．観察研究では，診療を担当する医師が患者への最も適切な医療を行った(ている)診療内容を科学に評価することが目的である．観察研究には法令による規制はないが，「人を対象とする医学系研究に関する倫理指針」とSTROBE声明を遵守する．法令で規定された唯一の観察研究は使用成績調査などの製造販売後調査である．HALを使った観察研究は多くのテーマがあり，HALの前後比較による改善を示すだけでなく，無作為化しない方法で統計学的比較が

できるように，観察研究のデザインを工夫する．例えば，併用薬による差，HALの頻度による差，測定されたバイオマーカー値による差などである．

HALの有効性や安全性評価のための無作為化比較対照試験を行う際は，臨床研究法や医療機器の臨床試験の実施の基準に関する省令に基づく必要がある．これらはICH-E6 GCP(医薬品の臨床試験の実施基準)の国内法である．統計学的解析はICH-E9(臨床試験のための統計的原則)，RCT論文執筆はCONSORT(臨床試験報告に関する統合基準)，臨床試験実施全体は国際医学雑誌編集者会議のICMJEのリコメンデーションに従う．これらの指針，法令を遵守するために，各種手順書を作成しての実施が必須で，臨床研究コーディネータ(clinical research coordinator；CRC)，開発業務受託機関(contract research organization；CRO)，および臨床試験に慣れた統計家の支援が必要である．

謝　辞

本稿の内容は，AMED難治性疾患実用化研究事業「希少難治性脳・脊髄疾患の歩行障害に対する生体電位駆動型下肢装着型補助ロボット(HAL-HN01)を用いた新たな治療実用化のための多施設共同医師主導治験の実施研究」，厚生労働省難治性疾患政策研究事業「HAMならびに類縁疾患の患者レジストリを介した診療連携モデルの構築によるガイドラインの活用促進と医療水準の均てん化に関する研究」，「神経変性疾患領域の基盤的調査研究」，「筋ジストロフィーの標準的医療普及のための調査研究」の支援を受けた．

文　献

1) Sankai Y, et al：Cybernics：fusion of human, machine and information systems, Springer, 2014.
2) 中島　孝：神経・筋疾患に対するサイバニクス治療．日内会誌，**107**：1507-1513，2018.
3) 中島　孝：HAL医療用下肢タイプ等のサイバニックデバイス(単関節タイプ，腰タイプ，Cyin)を使用した運動療法．臨床リハ，**29**：992-1003，2020.
4) 中島　孝：難治性神経・筋疾患に対するコミュニケーション支援技術　透明文字盤，口文字法から最新のサイバニックインタフェースまで．保健医

療科, **66**：491-496, 2017.

5）CYBERDYNE 株式会社：HAL 医療用下肢タイプ 添付文書, 2016.〔https://www.cyberdyne.jp/ products/pdf/HT010910A-U01_R1.pdf〕

6）CYBERDYNE 株式会社：HAL 医療用下肢タイプ 適正使用ガイド, 2016.〔https://www.cyberdyne. jp/products/pdf/HT010911A-U01_R2.pdf〕

7）Yokota C, et al：Acute stroke rehabilitation for gait training with cyborg type robot Hybrid Assistive Limb：A pilot study. *J Neurol Sci*, **404**：11-15, 2019.

8）Watanabe H, et al：Effects of a lumbar-type hybrid assistive limb on cardiopulmonary burden during squat exercise in healthy subjects. *J Clin Neurosci*, **66**：226-230, 2019.

9）Makihara T, et al：Shoulder motion assistance using a single-joint Hybrid Assistive Limb （(R)）robot：Evaluation of its safety and validity in healthy adults. *J Orthop Surg*（Hong Kong）, **25**：2309499017727951, 2017.

10）Yoshioka T, et al：Knee-Extension Training with a Single-Joint Hybrid Assistive Limb during the Early Postoperative Period after Total Knee Arthroplasty in a Patient with Osteoarthritis. *Case Rep Orthop*, **2016**：9610745, 2016.

11）Andersen LK, et al：Two- and 6-minute walk tests assess walking capability equally in neuromuscular diseases. *Neurology*, **86**：442-445, 2016.

12）Tanno K, et al：Validation of a Japanese Version of the Decision Regret Scale. *J Nurs Meas*, **24**：E44-54, 2016.

13）中島　孝：HAL 医療用下肢タイプによる機能再生—脊髄障害における歩行運動療法. 脊椎脊髄ジャーナル, **33**：783-791, 2020.

14）遅発型慢性経過 SMA 患者の歩行機能に対するヌシネルセン（スピンラザ髄注 12 mg）の治療効果に関する観察研究（前向きおよび後向き多施設共同観察研究）（JMA-IIA00400）.〔https://dbcentre3. jmacct.med.or.jp/JMACTR/App/JMACTRE02_04/JMACTRE02_04.aspx?kbn=3&seqno=8861〕

15）Tsurushima H, et al：Effectiveness of a Walking Program Involving the Hybrid Assistive Limb Robotic Exoskeleton Suit for Improving Walking Ability in Stroke Patients：Protocol for a Randomized Controlled Trial. *JMIR Res Protoc*, **8**：e14001, 2019.

16）Ramón Y Cajal S：Cajal's degeneration and regeneration of the nervous system, Facsimile of the 1928, Hafner Publishing Company, 1991.

17）Edelman Gerald M：Neural Darwinism：The Theory of Neuronal Group Selection, Basic Books, 1987.

18）伊佐　正：皮質脊髄路と運動制御. *Brain Nerve*, **64**：1331-1339, 2012.

19）Saita K, et al：Combined therapy using botulinum toxin A and single-joint hybrid assistive limb for upper-limb disability due to spastic hemiplegia. *J Neurol Sci*, **373**：182-187, 2017.

20）Ando D, et al：Microstructural white matter changes following gait training with Hybrid Assistive Limb initiated within 1 week of stroke onset. *J Neurol Sci*, **415**：116939, 2020.

MB Med Reha **No.256**：32–38, 2020

特集／ロボットリハビリテーション最前線

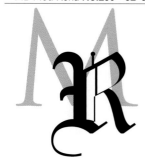

整形外科疾患に対するロボットスーツ HAL®
を用いた機能再生治療

山崎正志*1　　久保田茂希*2　　門根秀樹*3

清水如代*4　　六崎裕高*5　　國府田正雄*6

Abstract　ロボットスーツ HAL® は，筑波大学で開発された外骨格型の動作訓練支援ロボットである．HAL 訓練の効果は単なるパワーアシストによるものではなく，iBF 理論に基づいた運動学習の反復によってもたらされると考えられている．筑波大学附属病院では HAL を用いた機能再生治療の安全性・有効性を検証するため，様々な医師主導型自主臨床試験を施行している．整形外科領域で進めている HAL 治療の対象は，脊椎・神経疾患：① 脊髄症術後の急性期，② 脊髄症術後の慢性増悪（脊髄萎縮），③ 脊髄損傷・障害，④ 頚椎術後の上肢（C5 など）麻痺，⑤ 腕神経叢損傷（神経移行術後），⑥ 脳性麻痺，⑦ 姿勢異常（首下がり），関節疾患：人工膝関節・高位脛骨骨切り術（術後）であり，肩 HAL，腰部装着型 HAL による治療も行っている．本稿では，我々が進めている HAL 治療の実際について紹介するとともに，今後の運動器疾患への応用の可能性について論述する．

Key words　ロボットスーツ HAL（robot suits HAL），整形外科疾患（orthopaedic disease），機能再生治療（functional regeneration therapy）

はじめに

ロボットスーツ HAL（Hybrid Assistive Limb®）は，筑波大学で開発された外骨格型の動作訓練支援ロボットである（**図1**）．HAL の効果は単なるパワーアシストによるものではなく，interactive Bio-Feedback（iBF）理論に基づいた運動学習の反復，すなわち errorless motor learning によってもたらされると考えられている[1)2)]．HAL を用いた機能再生治療のコンセプトは，脳神経系由来の生体電位信号に端を発する人とロボットの融合であり，その意味で HAL は「装着型サイボーグ」と呼称するにふさわしい．本稿では，我々が進めている整形外科領域の HAL 治療の実際について紹介するとともに，今後の運動器疾患への応用の可能性について論述したい．

HAL 関連の臨床研究

筑波大学では HAL 専用の治療スペースとして，附属病院内に未来医工融合研究センターを設置し（**図2**），ここで各種 HAL（**図3**）を用いた臨床研究を行っている[2)]．今回は，整形外科領域で進めている HAL 関連の医師主導型自主臨床試験（**表1**）について，その実際を紹介したい．

---

*1　Masashi YAMAZAKI，〒 305-8575 茨城県つくば市天王台 1-1-1 筑波大学医学医療系整形外科，教授
*2　Shigeki KUBOTA，同大学医学医療系運動器再生医療学講座，助教
*3　Hideki KADONE，同大学附属病院未来医工融合研究センター，准教授
*4　Yukiyo SHIMIZU，同大学医学医療系リハビリテーション医学，准教授
*5　Hirotaka MUTSUZAKI，茨城県立医療大学整形外科，教授
*6　Masao KODA，筑波大学医学医療系整形外科，准教授

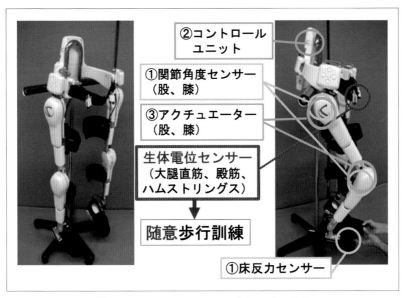

図 1. Hybrid Assitive Limb®(HAL)の構造
HAL はロボットの 3 要素，① センサー，② 制御・知能，③ 駆動を有する．
加えて他のロボットにはない生体電位センサーを有する．これにより HAL
では，随意歩行訓練が可能である．

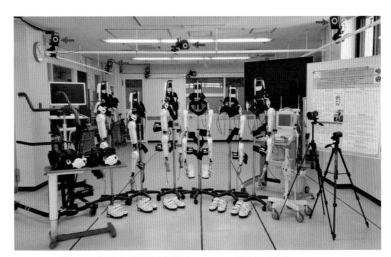

図 2. 筑波大学附属病院内の HAL 専用の治療スペース
筑波大学では医工連携により附属病院内に未来医工融合研究センター
を設置し，ここで HAL の臨床研究を行っている．天井には VICON が
設置されている(矢印)．さらに被験者の表面筋電がワイヤレスで
VICON の動作解析と同期するように設定されており，精密な 3 次元歩
行動作解析が可能となっている．

1．脊髄症術後の急性期

1）胸椎後縦靱帯骨化症に伴う重度脊髄症

　胸椎後縦靱帯骨化症に対する後方除圧固定術
は，術後麻痺のリスクが低く安定した術式であ
る．反面，術後の脊髄症の改善が緩徐であるとい
う問題点が残る．我々は，両下肢 HAL による歩
行訓練を併用することで，この課題の解決を目指

している．HAL 治療を行うことにより，歩行速
度，歩幅，歩行率は著しく改善した．痙性の軽減
と歩容の改善も明らかであった[2]~[4]．ヒストリカ
ルコントロール(通常の術後リハビリテーション
治療を施行した例)と比較すると，HAL 治療例で
有意に脊髄症の改善が良好であった[4]．重度脊髄
障害に対する術後 HAL 訓練は，患者の早期社会

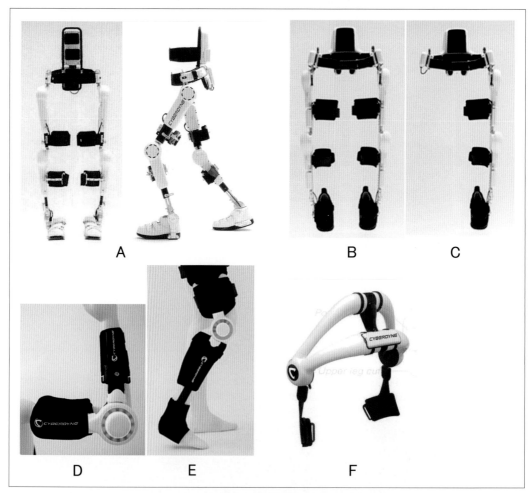

図 3. 各種 HAL®
A：HAL® 医療用下肢タイプ
B：HAL® 福祉用下肢タイプ（両脚）
C：HAL® 福祉用下肢タイプ（単脚）
D：HAL® 単関節タイプ（肘）
E：HAL® 単関節タイプ（膝）
F：HAL® 腰タイプ
（CYBERDYNE 社ホームページ〔https://www.cyberdyne.jp/products/HAL/index.html〕より引用）

復帰を実現するために効果的な治療法であると考える.

2）医工連携による解析

我々は HAL 歩行訓練の効果を歩行動態および表面筋電の変化を基に解析した. その結果, HAL 訓練後に歩行パターンが正常に近づくことが示された[5]. 別の工学的解析では, 麻痺患者においては複数の神経・筋が適切に組み合わさって動く筋シナジーに異常をきたしていること, HAL 訓練が筋シナジーのパターン・数を正常化させることで, 麻痺の改善に寄与していることが示された[6].

生理心理工学的解析な解析では, HAL 訓練を行うことにより, 動作訓練の initiation, すなわち動作訓練を始める意欲が増すことが示された[7].

3）脊髄症術後の慢性増悪（脊髄萎縮）

脊髄症の術後に長期間が経過し, 明らかな脊髄圧迫所見がないにもかかわらず歩行障害が増悪する例（いわゆる脊髄萎縮）を経験することがある. 我々は, 頚椎後縦靱帯骨化症および胸椎黄色靱帯骨化症の術後の脊髄萎縮例に対して, 両下肢HAL を用いた歩行訓練を施行した. その結果, HAL 介入前後で, 歩行速度, 歩幅, 歩行率が改善

した. 2分間歩行テストでは, 歩行距離が増加した[2)3)]. HAL訓練は, 脊髄症術後の慢性増悪例においても, 歩行能力を改善させると考える.

4）脊髄損傷・障害

a）歩行訓練：慢性期頚髄損傷患者に対して両下肢HALを用いた歩行訓練を施行したところ, 下肢のみならず上肢の痙性も軽減するという所見を得た[2)]. また, 脊髄梗塞後急性期や脊髄硬膜動静脈瘻術後の歩行障害に対してHAL訓練を施行したところ, その有効性が示された[3)].

b）残存筋活動をトリガーとする新たな麻痺肢訓練法：HALは対象とする関節駆動にかかわる筋肉が存在する皮膚の表面から生体電位を検出し増幅することにより動作の補助を行うものであるが, 我々は, 慢性期脊髄損傷患者に対する新たなHALの使用方法を試みている. C4頚髄損傷患者の僧帽筋をトリガーとして肘関節屈曲動作を行う方法や, 対麻痺患者の下肢HAL駆動を上肢の筋活動をトリガーとして行う方法で, 我々はT-HAL（heterotopic Triggered HAL）と称している[8)9)]. 従来のリハビリテーション治療では得られなかった麻痺の回復が確認されており, 新たな麻痺肢訓練法としての発展が期待される.

5）頚椎術後の上肢(C5など)麻痺

頚椎術後のC5麻痺は, 少ない頻度ながら一定の率で発生する合併症である. C5麻痺の典型例では, 三角筋と上腕二頭筋の筋力が低下する. 病態が完全には解明されておらず, 現時点では, その発生を避けることは困難である. また, 発生した場合には, 適切なリハビリテーション法が確立されていない.

我々は上肢単関節HALを用いて, C5麻痺患者の肘関節の屈曲訓練を施行した. 上肢単関節HALでは, 上腕二頭筋および三頭筋の微小な筋活動に伴う生体電位を感知して肘屈曲伸展をアシストすることが可能である. 上肢単関節HALを用いることにより, C5麻痺発生後に早期からの上肢訓練が可能となり, 筋力の良好な回復が得られた[10)].

表 1. HAL関連の医師主導型自主臨床試験（筑波大学整形外科）

脊椎・神経疾患
- 脊髄症術後の急性期
- 脊髄症術後の慢性増悪（脊髄萎縮）
- 脊髄損傷・障害
- 頚椎術後の上肢(C5など)麻痺
- 腕神経叢損傷(神経移行術後)
- 脳性麻痺
- 姿勢異常(首下がり)

関節疾患
- 人工膝関節・高位脛骨骨切り術(術後)

肩HAL

腰部装着型HAL

6）腕神経叢損傷（神経移行術後）

腕神経叢引き抜き損傷では重度の上肢麻痺が生じる. 我々は, 回復が見込めない重度麻痺例に対しては, 肋間神経を筋皮神経に移行する手術を施行することが多い. この術式では移行した神経が機能すると吸気時に肘が屈曲するようになるが, 麻痺回復に時間を要することが問題点である. そこで我々は, HALを用いることで麻痺回復の短縮を目指している. 上腕二頭筋の筋力がManual Muscle Testing（MMT）で1であればHAL訓練が可能である. HALを装着することで随意的な肘屈曲訓練が可能となり, 麻痺回復の短縮が期待される. 従来のリハビリテーション治療と比べると, HAL訓練では二頭筋・三頭筋の分離を促す効果が得られている[11)].

7）脳性麻痺

a）歩行訓練：我々は脳性麻痺児について, HAL訓練の効果が最も期待できる疾患の1つであると考え臨床研究を進めてきた. 両下肢HALによる歩行訓練により, 歩行速度・歩幅・歩行率が増大し, 移動能力が向上した. HAL訓練により, 体幹前傾の改善, 初期接地時膝伸展の改善, 股関節内転の改善, 歩幅の拡大, 前方推進力の増大, 下肢クリアランスの改善が得られた[12)].

b）肘屈曲伸展訓練：脳性麻痺児に対して, 単関節HALを用いた肘屈曲伸展訓練を行った. その結果, 訓練直後に肘の屈伸が明らかにスムーズになった. この機序を筋電で解析すると, HAL訓

練により二頭筋・三頭筋の共収縮が軽減していることが示された[13].

8）姿勢異常（首下がり）

首下がり症候群の多くは，一瞬は前方を向くことができるが，前方視の姿勢を保持することができない．我々は首下がり患者に対して両下肢HALを用いた歩行訓練を施行し，訓練直後から首下がりが顕著に改善し，その効果が約3か月間持続した症例を経験した[14].

我々は，首下がりに対するHAL訓練の効果を医工連携によって解析している．3次元歩行動作解析で，HAL訓練の即時効果と継続効果を評価したところ，HAL訓練後に腰椎の後弯が軽減すること，その腰椎後弯の軽減が保てないと首下がりに対するHAL訓練効果が維持できないことが示された[15].

9）人工膝関節・高位脛骨骨切り術（術後）

重度の変形性膝関節症に対しては，人工膝関節置換術や高位脛骨骨切り術などの手術治療がしばしば行われる．これらの術式では，関節包や周囲組織の切開・縫合が不可欠であり，この膝関節伸展機構に対する侵襲のため，術後に膝関節伸展不全（extension lag）が生じ，成績低下につながる．この要因として，術直後は痛みのために膝可動域訓練が困難なことが挙げられる．我々は，膝関節術後急性期患者に対してHAL訓練を行うことで，痛みなく膝伸展機能獲得が可能になるという仮説を立て，単関節HALおよび単脚型HALを用いた治療を行っている．その結果，膝伸展機能の獲得および歩容の改善は良好であった[16].

10）肩HAL

a）肩HALの開発：肩関節は他の関節と比べて圧倒的に自由度が大きい．すなわち，前方，前側方，側方などの様々な方向に上肢を挙上できる．我々は，肘用の単関節HALの一方（前腕部）を支柱（土台）に，一方（上腕部）を被験者の上腕につけることで肩HAL訓練を可能とした．支柱と被検者の体の位置関係を調節することで，多方向への上肢の挙上訓練が可能となった[17)18].

b）C5麻痺例に対する肩HAL訓練：我々は，外傷性頚髄不全損傷後および頚椎術後のC5麻痺に対して肩HALを用いた上肢挙上訓練を行っており，良好な結果を得ている[18)19].C5麻痺発生後の急性期に肩HALを開始することが多いが，慢性期に肩HAL訓練を行った例も経験している．C5麻痺発生後に7か月が経過し，三角筋の萎縮が著明であった症例も，肩HAL訓練により上肢の挙上が可能となった．

三角筋が麻痺になると，肩外転時に僧帽筋の代償運動が生じる．僧帽筋の筋活動が増すため，肩をすくめる動作（shrugging）が生じるようになる．HALを装着すると，僧帽筋の筋活動が有意に低下した．すなわちHAL訓練は，代償筋活動を抑制した肩外転をもたらし，三角筋・僧帽筋の関係を適正化する効果があると考える[19].

11）腰部装着型HAL

HAL腰タイプのアシストの機序としては，腰部のフレーム・モールドにより腰椎そのものの運動が制動され，腰部脊柱起立筋上の皮膚に貼付された生体電位センサーが装着者の動作意図を読み取ることで，適切なタイミングとトルクで股関節部のパワーユニットに内蔵されたアクチュエーターが股関節動作を支援する．すなわち，腰椎の運動を，股関節動作に代替かつ支援することで腰部負荷が軽減される[20].

我々は，重量物挙上反復動作，ショベリング除雪動作（雪かき），模擬患者移乗動作などの職業性腰痛の発生のリスクが高い重作業に対して，HAL腰タイプの効果を検討してきた．その結果，HAL腰タイプを用いることで，腰痛予防だけでなく作業効率の向上が期待できるという結果が得られた[20].パラアスリートに対する体幹機能訓練，高齢者の動作補助，腰椎手術後の後療法の支援にもHAL腰タイプを使用しており，良好な成績が得られている．また，慢性非特異的腰痛に対するHAL腰タイプを用いた運動療法効果を検討するための臨床研究が進行中である．

おわりに

近年の医工連携によるロボットリハビリテーションの進歩はめざましいものがある．超高齢社会の我が国においては，高齢者の運動器の機能低下が深刻な問題となっている．HAL 治療は高齢者の動作補助においても有用であり，我が国の運動器疾患の様々な領域で応用可能と考える．今後，HAL 治療を組み入れた新たな治療体系の構築が期待される．

文 献

1) 羽田康司ほか：外骨格型ロボットを用いた運動器疾患に対するリハビリテーション医療，医のあゆみ，**264**：1205-1208，2018．
2) 清水如代ほか：脊椎脊髄疾患に対するロボットスーツ HAL を用いた機能回復治療．関節外科，**36**：541-550，2017．
3) 久保田茂希ほか：圧迫性脊髄症の術後急性期および慢性期における HAL を用いた機能回復治療．関節外科，**37**：455-467，2018．
4) Kubota S, et al：Hybrid assistive limb(HAL)treatment for patients with severe thoracic myelopathy due to ossification of the posterior longitudinal ligament(OPLL)in the postoperative acute/subacute phase：A clinical trial. *J Spinal Cord Med*, **42**：517-525, 2019.
5) Puentes S, et al：Reshaping of Gait Coordination by Robotic Intervention in Myelopathy Patients After Surgery. *Front Neurosci*, **12**：99, 2018.
   Summary　後縦靱帯骨化症の術後に HAL 歩行訓練を行った患者の下肢協調運動を解析した論文であり，HAL の効果機序を理解するうえで有用である．
6) Kadone H, et al：Muscular Activity Modulation During Post- operative Walking With Hybrid Assistive Limb(HAL)in a Patient With Thoracic Myelopathy Due to Ossification of Posterior Longitudinal Ligament：A Case Report. *Front Neurol*, **11**：102, 2020.
   Summary　HAL 治療中の筋活動の変化を筋活動量，筋シナジー，筋信号ネットワークといった数理的手法を用いて時系列的に追って解析し，筋活動を制御する神経系の働きに対する HAL の作用

を初めて明らかにした論文である．
7) Grüneberg P, et al：Robot-assisted voluntary initiation reduces control-related difficulties of initiating joint movement：A phenomenal questionnaire study on shaping and compensation of forward gait. *PLoS One*, **13**：e0194214, 2018.
8) Shimizu Y, et al：Voluntary ambulation by upper limb-triggered HAL® in patient with complete quadri/paraplegia due to chronic spinal cord injury. *Front Neurosci*, **11**：649, 2017.
   Summary　新たな概念のロボットリハビリテーションとして，残存筋活動をトリガーとした麻痺肢訓練法について報告した論文である．
9) 清水如代ほか：慢性期脊髄損傷に対するロボットスーツ HAL を用いた麻痺肢運動 Heterotopic Triggered HAL(T-HAL)法の開発．関節外科，**37**：496-508，2018．
10) Kubota S, et al：Application of a newly developed upper limb single-joint hybrid assistive limb for postoperative C5 paralysis：an initial case report indicating its safety and feasibility. *J Clin Neurosci*, **50**：268-271, 2018.
11) Kubota S, et al：Robotic rehabilitation training with a newly developed upper limb single-joint Hybrid Assistive Limb(HAL-SJ) for elbow flexor reconstruction after brachial plexus injury：A report of two cases. *J Orthop Surg* (Hong Kong), **26**(2)：2309499018777887, 2018.
12) 上野友之ほか：痙直型脳性麻痺児の歩行獲得に向けた装着型ロボット HAL を用いた歩行プログラム．関節外科，**37**：480-487，2018．
13) Shimizu Y, et al：Voluntary Elbow Extension-Flexion Using Single Joint Hybrid Assistive Limb(HAL)for Patients of Spastic Cerebral Palsy：Two Cases Report. *Front Neurol*, **10**：2, 2019.
14) Miura K, et al：Gait training using a hybrid assistive limb(HAL)attenuates head drop：A case report. *J Clin Neurosci*, **52**：141-144, 2018.
15) Kadone H, et al：Dropped Head Syndrome Attenuation by Hybrid Assistive Limb：A Preliminary Study of Three Cases on Cervical Alignment during Walking. *Medicina*(*Kaunas*), **56**：291, 2020.
16) 六崎裕高ほか：ロボットスーツの人工膝関節全置換術後におけるリハビリテーションの可能性．別冊整形外科，**75**：241-244，2019．

17) Makihara T, et al：Shoulder motion assistance using a single-joint Hybrid Assistive Limb robot：Evaluation of its safety and validity in healthy adults. *J Orthop Surg*（*Hong Kong*）, **25**（3）：2309499017727951, 2017.

18) 牧原武史ほか：単関節 HAL を用いた肩関節機能の補助. 関節外科, **37**：510-519, 2018.

19) Kubota S, et al：Shoulder training using shoulder assistive robot in a patient with shoulder elevation dysfunction：A case report. *J Orthop Sci*, 2020 Jan 30：S0949-2658（20）30002-6. doi：10.1016/j.jos.2019.12.011.［Epub ahead of print］.

20) 三浦紘世ほか：腰部支援用ロボットスーツを用いた重作業における職業性腰痛の予防. 別冊整形外科, **75**：236-240, 2019.

MB Med Reha **No.256**：**39-46**, 2020

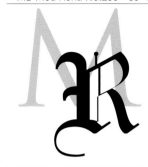

特集／ロボットリハビリテーション最前線

当院におけるロボットリハビリテーション外来や介護ロボット支援の実際とこれから

浅見豊子*1　村田和樹*2　北島昌輝*3
佐藤健仁*4　田中　玲*5

Abstract　　近年，国内のロボット市場は，国の成長戦略の柱の1つであり，これからのさらなる展開が期待されている．なかでも，医療分野や介護分野におけるリハビリテーションロボットや介護ロボットは，開発研究が進んでいるだけではなく，その活用が臨床現場にも大きな変化をもたらしている．全国に先駆けて開設した当院のロボットリハビリテーション外来では，高密度低頻度のリハビリテーション治療を目指している．しかし，高機能のロボットが存在する一方で，その使用法についてはまだ標準化されているとはいえない．また，佐賀県と共同で展開している介護ロボット事業においては，介護ロボットの恩恵の一方で，介護ロボットの使いづらさもみえてきている．これからの課題としては，ロボットが真に有用なツールとして普及することであり，そのためにはハード面とソフト面の両輪がうまく回っていく必要がある．

Key words　　リハビリテーション医療(rehabilitation medicine)，ロボットリハビリテーション外来(robotic outpatient rehabilitation)，介護ロボット支援(robotic nursing care support)

はじめに

　国内のロボット市場は，国の成長戦略の柱の1つであり，これからのさらなる展開が期待されている．その中で，医療用・介護用としてのロボットの開発や活用も目まぐるしい動きをみせている[1)2)]．

　医療分野では，「ロボットスーツHAL(HAL)」(**図1**)の登場がリハビリテーションロボットの新たなステージの幕開けを印象付けるものとなった．HALについては，福祉用モデルから医療用モデルへと発展していき[3)~7)]，医療用モデルは2015年に装着型医療ロボットとしては初めて医療機器としての製造販売承認を受け，2016年に神経難病の8疾患に対しての保険に収載された．これを契機に，その後さらに多くのリハビリテーションロボットが医療機器として承認されることになる．また，リハビリテーションロボットのエビデンスも少しずつ蓄積されていき，「脳卒中治療ガイドライン2015」においては[8)]，上肢機能障害や歩行障害などの項目にロボット等に関する記載が追加され，そのことが2020年の診療報酬改定への追い風となり，リハビリテーション総合計画評価料において運動量増加機器(リハビリテーションロボッ

---

*1 Toyoko ASAMI, 〒849-8501 佐賀県佐賀市鍋島5-1-1　佐賀大学医学部附属病院リハビリテーション科，診療教授
*2 Kazuki MURATA, 同科，助教
*3 Masaki KITAJIMA, 同科，理学療法士
*4 Taketo SATO, 同科，理学療法士
*5 Akira TANAKA, 同病院先進総合機能回復センター，理学療法士

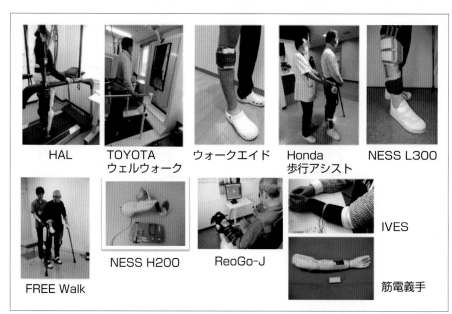

図 1. ロボットリハビリテーション外来
ロボットリハビリテーション外来で使用した 10 種類のリハビリテーションロボット

ト を意味する) 加算として, 発症より2か月までの脳卒中または脊髄障害の急性発症に伴う上肢または下肢の運動機能障害を有する患者(脳卒中または脊髄障害の再発によるものを含む)に対して月1回に限り 150 点の所定点数への加算が新設されることになった[9)10)]. 一方, 介護分野においては, ① 移乗介助, ② 移動支援, ③ 排泄支援, ④ 認知症の方の見守り, ⑤ 入浴支援などを目的とした様々なロボットが開発・導入され[11)], 2018 年の介護報酬改定においては介護支援ロボットの1つである見守り機器が夜勤職員配置加算の緩和条件になるようになった[12)].

つまり, 医療分野や介護分野におけるリハビリテーションロボットは, 開発研究にとどまらず臨床現場にも大きな変化をもたらしている. しかし, そのような中にあっても, リハビリテーションロボットが一般的に普及してきているかといえば, まだそうとは言い難い. その原因は, リハビリテーションロボットそのものの開発研究というハード面に比べ, その使用方法の標準化などといったソフト面の進歩が追いついていないためであると思われる.

当院では, リハビリテーションロボットの方法論の標準化をはかるべく臨床的研究を行うことも

念頭に置き, 医療分野においてはリハビリテーションロボットを活用した「ロボットリハビリテーション外来」を全国に先駆けて開設した[13)14)](図 1). また, 介護分野においては佐賀県と介護ロボット事業を展開している[15)]. 本稿では, ロボットリハビリテーション外来や介護ロボット支援の当院における実際とこれからの可能性について述べる.

当院「ロボットリハビリテーション外来」と「介護ロボット支援」のこれまで

当院においては種々のロボットの導入や研究, 事業を行ってきている. これまでの経過を年次ごとに説明する.

1. 2001〜10 年

2001 年にリハビリテーションロボットの1つと考えられている筋電義手を導入した. 筋電義手導入施設としては全国でも早いものであった. 筋電義手は断端部の筋収縮時に発生する筋電シグナルにより作動するもので, 内蔵のバッテリーが駆動源となる. 母指, 示指, 中指の3指を開閉することで, 把持動作を行う. これにより, 上肢欠損者あるいは上肢切断者が物の把持動作を可能にする. 筋電義手は, 能動義手のハーネス機構による

40

デメリットであった体の後方や，頭上での把持動作を可能とし，筋電シグナルの強度や時間の調整により把持スピードや把持力もコントロール可能である．その結果，使用者の動作や活動の幅を拡大できる．当院では県内外の小児を含む多数の筋電義手症例に対応している[16]（**図2**）．

2．2011〜12年

2011年に，先進的なリハビリテーション治療の推進という当時の病院方針のもと，下肢用ロボットであるロボットスーツ HAL 福祉用（以下，HAL）と Honda 歩行アシスト（以下，Honda アシスト）を導入した[17]（**図1**）．

HAL は，生活支援ロボットの安全性に関する唯一の国際規格原案 ISO/DIS 13482 に適合し認証されている．体表面接着式の電極からの筋電により作動し，筋力低下のある下肢筋力の補助をすることにより，起立や歩行動作をアシストする．HAL は，福祉用に続き医療用が開発され，現在 MEDICAL HAL としては医療用下肢タイプ JP，医療用下肢タイプ EU，医療用短関節タイプ JP があり，NON-MEDICAL HAL 自立としては，自立支援用下肢タイプ Pro，自立支援用短関節タイプ，腰タイプ介護・自立支援用，腰タイプ自立支援用，腰タイプ作業支援用の種類がある．また，HAL 医療用下肢タイプは，欧州や東南アジアなどでは脳卒中や脊髄損傷，神経筋疾患について医療機器として承認を受けており，米食品医薬品局（FDA）も脊髄損傷に加え，最近，脳卒中と進行性の神経・筋難病に対する医療機器としても承認している[18]．

一方，Honda アシストは，倒立振り子モデルに基づく効率的な歩行をサポートするものである．股関節の動きを左右のモーターに内蔵された角度センサーで検知しモーターを駆動し股関節の屈伸運動をアシストする．そのアシスト強度の設定も可能である．しかしながら，Honda アシストとしての今後の展開としては，最長で2023年末までは使用可能な場合もあるものの，通常販売としては2020年末をもち終了の決定がされている[19]．

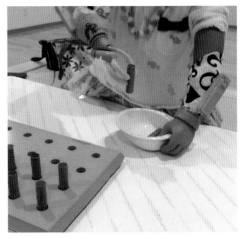

図2．女児四肢欠損例
両側筋電義手での操作

その後，上肢用ロボットである NESS H200（ハンド・リハビリテーション・システム）を導入した（**図1**）．NESS H200 は，脳卒中や外傷性脳損傷，脊髄損傷などによる手指の筋力低下あるいは上肢麻痺に対し，電気刺激により手指動作の改善のほか筋痙縮減少，廃用性萎縮の防止，筋再教育，局部血流量増加などに働く．電極設置はパネル化されており，症状に合わせた事前プログラム入力による操作ができる．NESS L300（フットドロップ・システム）は，NESS H200 の下肢タイプで踵にセンサーがある（**図1**）．NESS H200 と同様の働きをし，歩行動作を改善する[20]．ウォークエイドは，NESS L300 と同類の下肢用ロボットである[21]．膝下に装着し，歩行周期に合わせた下肢神経の電気刺激により麻痺筋を収縮させ歩行補助・歩行能力改善を行うもので，裸足でも使用できる．医療機関における治療用装置としてのレンタルが可能で，日本以外の諸外国（米国，英国，ドイツ，ノルウェー）では公的保険償還が認められている．

3．2013年

種々のリハビリテーションロボット治療に磁気刺激療法やボツリヌス療法などを併用したより新しい先進的なリハビリテーション治療の取り組みを開始した[22][23]．

4．2014年

医療分野として，10月1日にリハビリテーションロボットを活用した質の高いリハビリテーショ

ン診療システムを構築する目的で，全国初の「ロボットリハビリテーション外来」という外来科を標榜しての診療を開始した[13][14]．これは，リハビリテーションロボットを用いた外来リハビリテーション治療を行う特化型の外来であるが，ロボットリハビリテーション治療を多くの患者に効率良く提供する方法の1つとして考えたものであった．開設当初のスタッフとしては，担当医師としてリハビリテーション科医が2名，専任理学療法士が1名，病院作業療法士が筋電義手のみを担当するというチーム構成であった．またロボットリハビリテーション治療における流れを，① 医療機器でないロボットは倫理委員会での承認取得，② 医師の診察によりロボットリハビリテーション外来の適応およびロボット種類選定の診断・施行，③ 開始前の機能評価，④ 医師によるボツリヌス療法，⑤ ロボットリハビリテーション治療，⑥ 治療後の評価とした．また，ロボット別のロボットリハビリテーションプログラムに基づき施行した．ロボットリハビリテーションの外来日は月〜金で，基本的リハビリテーション治療回数は，HAL のプログラムでは，脳卒中は週1回×6週間，脊髄損傷は週1回×8週間，Honda 歩行アシスト，NESS H200，NESS L300，ウォークエイド，ReoGo-J は週3回×8週間を1クールとした．つまり，リハビリテーション治療としては，治療回数は少なく，1回のリハビリテーション治療の内容をリハビリテーションロボットという高機能のリハビリテーション治療ツールを用いることで高密度にするという考え方に基づいて行った．

5．2015 年

2月に全国で臨床使用が開始された下肢用ロボットのトヨタ GEAR(Gait Exercise Assist Robot)を九州では第1号として導入した(図1)[24]．GEAR は，下肢麻痺の初期段階から支援するロボットで，麻痺下肢の振り出しや，膝伸展をアシストするものである．また装着部の吊り上げ機構により，ロボットの重量負荷を低減している．さらに，アシスト量の変更が可能で，関節の角度な

どの歩行データをモニタリングし，歩行の状態を音や画像で練習者にリアルタイムで知らせることも可能である．GEAR は，2017 年に医療機器の承認を取得し，ウェルウォーク WW-1000 としてレンタルが開始されている．これは，歩行姿勢や歩数に応じ，モニターや音声によるフィードバックやゲーム機能，複数センサーによる異常歩行の自動検知，歩行の成否から定量的な指標をリアルタイムで示すことや異常歩行の改善に役立つ設定変更の候補の提示などの機能を有している．そしてさらに，ウェルウォーク WW-2000 よりは医療機関へのレンタル提供から販売に業態転換されている．

4月には，上肢用ロボット型運動訓練装置 ReoGo®-J を導入した(図1)．ReoGo-J は，能動型上肢用他動運動訓練装置であり，脳卒中などの上肢麻痺の関節拘縮や可動域制限の予防および改善をするもので，リハビリテーション訓練動作をベースとして組み立てた難易度の異なる17種類の訓練動作が設定されている．随意運動能力や訓練の目的に合わせて訓練を選択することで，適した訓練内容を組み立てることができる．

11月には，台湾のフリーバイオニックス社(財団法人工業技術研究院(ITRI)のスピンオフベンチャー)が開発した脊髄損傷患者向けの軽量歩行支援ロボットである FREE Walk(当時 ITRI-EXO)を導入し共同研究を開始した(図1)．装着したロボット動力により，完全対麻痺例の立ち上がる・座る・歩く・階段やスロープの歩行を可能にしている．身長150〜190 cm まで対応でき，100 kg まで重量制限に耐えられる．

6．2016 年

医療分野のロボットにおいて，少ないリハビリテーション治療時間の中で汎機器的に利用できる標準的な評価基準を作成することを目的として，現場で使用されている既存のロボットリハビリテーション機器の効果検証に関する研究を開始した[25]．

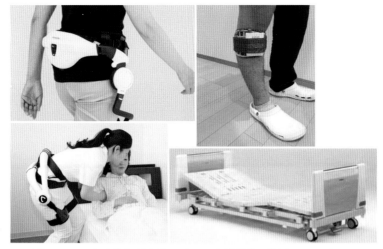

a | b
c | d

図 3. 2018 年度佐賀県介護ロボット支援事業で使用したロボット
1）自立支援型
　a：Honda アシスト，b：ウォークエイド
2）介護者支援型
　c：HAL（腰タイプ介護・自立支援用），d：見守りケアシステム

7．2017 年

　介護分野に対して，介護ロボットの普及を目的に佐賀県介護ロボット導入コーディネート事業を開始した．院内に「佐賀県介護ロボット普及促進センター」を設置し，センターに被介護者の自立支援を助け，介護量を減らすための自立支援用ロボットと介護者の身体を直接補助し介護者の介護負担を軽減するための介護者用ロボットを準備した．また，介護職員に介護ロボットの使用方法や使用の有効性などを普及させるための介護ロボットコーディネーターを配置し，①公募により選定した約 30 の事業所（モデル事業所）へのロボット貸し出し，使い方などの支援，②介護施設からのロボット導入に関する相談受付・導入に向けた支援，③事業所，養成校での出前講座の実施，④センターを訪れる介護施設職員などへのロボットの説明，体験会の実施などを行った．

8．2018 年

　医療分野では，随意運動介助型電気刺激装置である IVES（integrated volitional control electrical stimulator）を導入した（図 1）．IVES は，脳血管疾患や運動器疾患による麻痺筋に対して電気刺激を用いて運動機能を改善させるための医療機器で，神経回路の再構築を行い，筋緊張の緩和，運動学習などの効果をもたらすものである．つまり最終

的には，10 種類の各種ロボットを揃え，リハビリテーションロボットの治療効果について検討してきた[13)14)16)22)23)]．

　介護分野では，2017 年に引き続き，介護ロボットコーディネーターを配置したうえで佐賀県介護ロボット導入コーディネート事業を行った．介護ロボット使用の有効性を検証するために，4 つの事業所（モデル事業所）へ異なる 4 つのロボット（貸し出しあるいは購入）を 10 か月間使用してもらい，その有用性について検討した（図 3）．

9．2019 年

　介護分野では，佐賀県介護ロボット導入コーディネート事業が 3 年目となり，2 か所の市町と協力して，二次予防としての介護予防への取り組みとして要介護状態に至る前段階の自立または要支援者の脳卒中後遺症者や在宅で生活している自立高齢者を対象とした介護ロボットの有用性について検討した．

10．2020 年

　医療分野では，VR リハビリテーションを可能とするカグラを試験的に利用した．medi VR カグラは，2019 年 3 月に販売開始された VR 医療機器である．非言語コミュニケーションにより言葉で説明しなくとも，動作方法を直感的に理解できる（マルチチャネルバイオフィードバック）．コロナ

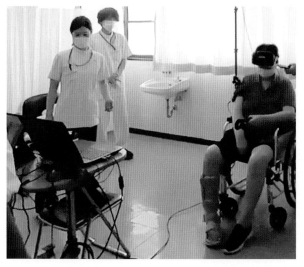

図 4.
カグラ利用症例初回場面
脳卒中後右片麻痺と高次脳機能障害合併例．支えが
ないと座位保持が困難な状態であった．4回目まで
は動作を補助したものの，5回目は促すのみとなり，
6回目以降は自発的に動作が得られた．最終的には
動作自体はより大きな動きが可能となった．

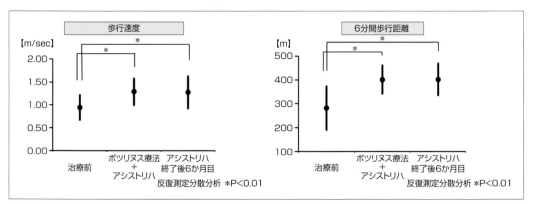

a．10 m 歩行速度　　　　　　　　　　b．6分間歩行距離
図 5. Honda アシストを用いたリハビリテーション治療の結果

禍の時代となり，職員と患者との接触場面を少な
くしたり，今後展開していく可能性のあるリモー
トでのリハビリテーション治療における機器とし
ても有用であると思われる（図4）．

　介護分野では，要介護状態等に至る前段階状態
例などに介護ロボットを用いた訓練を行うことを
目的とした介護ロボット利活用推進事業を佐賀県
から受託し実施している．本事業では，市町の協
力を得て，高齢者などの自立支援や介護予防を推
進するとともに，介護ロボットなどの先端技術の
有用性について普及・啓発をはかることを目的と
している．

当院「ロボットリハビリテーション外来」と「介護ロボット支援」の成果例

1．ロボットリハビリテーション外来

　生活期脳卒中患者 12 名，性別：男性 9 名，女性
3 名，年齢：平均 58.8（±11.1）歳，発症後期間：
3.5（±3.4）年，Brunnstrom Stage：Ⅲ 5 名，Ⅳ 3
名，Ⅴ 2 名，Ⅵ 2 名，Modified Ashworth Scale：
2.1±0.8，歩行能力：独歩または Tcane 2 動作歩
行で屋外歩行可能に対して，前処置としての両下
肢に 300 単位のボツリヌス療法，ロボットリハビ
リテーション治療としての Honda 歩行アシスト
を用いたリハビリテーション治療を 1 回 60 分，平
均週 3 回の頻度で合計 24 回行った．その結果，10
m 歩行速度は，治療前の平均 0.94 m/秒から治療
後に 1.29 m/秒と有意に改善し，自主運動に移行

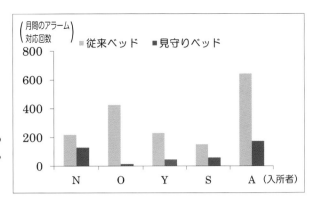

図 6.
月間アラーム対応回数
見守りベッドを使用することで，入所者1人当たり1か月間のアラーム対応回数が減少している．このことは，介護職員が入所者に対して不要な対応にあてている時間を短縮できることを意味している．

した6か月後においても1.27 m/秒とそのレベルを維持していた．また，6分間歩行距離は，治療前の平均282 mから治療後は402 mと有意に延長し，6か月後においても403 mとそのレベルを維持していた（図5）．

2. 介護ロボット支援

特別養護老人ホームに入所中の5人に，従来ベッドと見守りベッドを使用してもらい，各々の入所者1人当たり1か月間のアラーム回数を調査した．その結果，見守りベッドの使用におけるアラーム対応回数が減少していた．この回数を時間に換算すると最短133～最長616分となり，このことは，介護職員が入所者に対して必ずしも必要でない対応にあてている時間を短縮できることを意味している（図6）．

「ロボットリハビリテーション外来」と「介護ロボット支援」のこれから

リハビリテーション治療の効果は高密度で高頻度の治療を行うほど，より良い効果が得られるとは考えられるが，マンパワー不足の面からも経済負担の面からも高頻度の治療を行うには限界がある．そこで，リハビリテーション治療において，ロボットを用いることで高密度にすることにより，低頻度であっても効果的な成果を出すのは良策だと考えている．ロボットが高密度の治療を行うことのできる機能の1つとして，同じ負荷での反復運動を容易にすることがある．これにより確実に運動量が確保できる．この点は，2020年4月に追加された診療報酬加算にもつながっている[9)10)]．また，ロボットが備えているディスプレーを利用した視覚的フィードバック機能や効果音を利用した聴覚的フィードバック機能により，患者やスタッフが動作を正確に確認し調整をすることができることになり，その状態に適したリハビリテーション治療を行うことができる．すなわち，時間は短くともより内容の濃い，つまり筆者が高密度と呼んでいるリハビリテーション治療を提供できることになると考えている．

一方で，1つのロボットが万能ではないことも頭に入れておくべきである．当院では10種類のロボットを使用してきたが，ロボットには各々特徴があり，同じ脳卒中であっても病態が異なればその病態に応じたロボットを選択すべきであると感じている．また，導入費用についても検討されるべきであり総合的な費用対効果を考えることも重要である．つまり，各医療機関や施設におけるロボット使用対象者を見極め，まずはその施設にあったロボットを選択できるかが重要なカギとなると思っている．そして，標準化された評価を用い，アウトカムをしっかり出すことが必要である．また，日本以外の諸外国（米国，英国，ドイツ，ノルウェー）では公的保険償還が認められていることから考えると，日本においても医療機器としての保険償還，あるいは障害者自立支援法に基づく補装具としての認可が認められ，患者自己負担の軽減につながるようにすることもこれからの課題であると思われる．

これから，リハビリテーションロボットが真に有用なツールとして普及するためには，ハード面とソフト面の両輪がうまく回っていくことが不可欠である．

文　献

1) ロボット革命実現会議：ロボット新戦略．経済産業省発表資料，pp. 63-70, 2015.
2) 「ロボット政策研究会中間報告書（案）〜ロボットで拓くビジネスフロンティア〜」について．〔http://www.zenmoku.jp/moku_kankei/robot-toseisakukenkyuukai.html〕
3) 山海嘉之ほか：サイバニクスを駆使した HAL（Hybrid Assistive Limbs）最前線．分子脳血管病，**11**：261-270, 2012.
4) 中島　孝：脳，脊髄，神経・筋疾患に対する HAL® の医療用応用の基本戦略―医師主導治験の経験から―．臨床評価，**42**(1)：31-38, 2013.
5) Cruciger O, et al：Locomotion training using voluntary driven exoskeleton（HAL）in acute incomplete SCI. *Neurology*, **83**：474, 2014.
6) Schwartz I, et al：Locomotor training using a robotic device in patients with subacute spinal cord injury. *Spinal Cord*, **49**：1062-1067, 2011.
7) Sczesny-Kaiser M, et al：Neurorehabilitation in Chronic Paraplegic Patients with the HAL® Exoskeleton-Preliminary Electrophysiological and fMRI Data of a Pilot Study. *Biosystems & Biorobotics*, **1**：611-615, 2013.
8) 日本脳卒中学会　脳卒中ガイドライン［追補 2019］委員会：脳卒中治療ガイドライン 2015（追補 2019），協和企画，2019.
9) 厚生労働省：令和 2 年度診療報酬改定説明資料等について．2020.〔https://www.mhlw.go.jp/stf/seisakunitsuite/bunya/0000196352_00001.html〕
10) 第 451 回中央社会保険医療協議会：総会．令和 2（2020）年 2 月 7 日．
11) 厚生労働省：介護ロボットの開発・実用化を支援します！〔https://www.mhlw.go.jp/content/12300000/000532359.pdf〕
12) 厚生労働省：平成 30 年度介護報酬改定の主な事項について．〔https://www.mhlw.go.jp/file/06-Seisakujouhou-12300000-Roukenkyoku/0000196991.pdf〕
13) 浅見豊子：ロボットリハ外来開設の意義と上肢ロボットの有用性．月刊新医療，**11**：96-98, 2015.
14) 浅見豊子：ロボットリハビリテーション外来と脊椎疾患．脊椎脊髄ジャーナル，**29**(7)：729-734, 2016.
15) 佐賀大学：佐賀県介護ロボット導入モデル事業所の募集について．2017.〔https://www.saga-u.ac.jp/koho/common/201709289451〕
16) 浅見豊子：筋電義手における導入と活用のポイント．*Jpn J Rehabil Med*, **57**(4)：227-233, 2018.
17) 大畑光司：「歩行アシスト」を用いたリハビリテーション．*Clin Eng*, **25**(2)：149-153, 2014.
18) 日本経済新聞：サイバーダインの「HAL」米 FDA で医療機器承認．2020/10/6.〔https://www.nikkei.com/article/DGXMZO64685080W0A001C2L60000/〕
19) 本田技研工業株式会社：Honda 歩行アシスト．〔https://www.honda.co.jp/walking-assist/〕
20) 松永俊樹ほか：神経疾患に対するリハビリテーション工学．*MB Med Reha*, **141**：33-36, 2012.
21) Everaert DG, et al：Effect of a foot-drop stimulator and ankle-foot orthosis on walking performance after stroke：a multicenter randomized controlled traial. *Neurorehabil Neural Repair*, **27**：579-591, 2013.
22) 浅見豊子：ロボットリハビリテーションの意義．福祉介護テクノプラス，**4**：1-5, 2016.
23) Asami T, et al：Case report on long-term, continuous improvement of walking ability as a result of botulinum toxin injection therapy and low-frequency rehabilitation with HAL. *Int J Phys Med Rehabil*, **4**：3, 2016. DOI：10.4172/2329/9096. 1000339
24) 平野　哲ほか：歩行練習ロボット．理学療法ジャーナル，**49**(9)：845-852, 2015.
25) 浅見豊子ほか：リハビリテーション医療におけるリハビリテーションロボットの標準化．脊椎脊髄ジャーナル，**33**(8)：758-764, 2020.

MB Med Reha **No.256**：**47-52**, 2020

特集／ロボットリハビリテーション最前線

ロボット技術と機能的電気刺激(FES)の融合の可能性

斉藤公男[*1]　島田洋一[*2]　巖見武裕[*3]　木村竜太[*4]

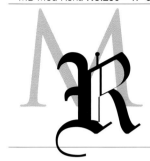

Abstract　脳卒中は，主要死因となるのみならず，後遺障害の最大要因として保健衛生上の最優先課題の1つとされている．今後，さらなる高齢化の進行に伴い，患者数はますます増加していくと予想される．リハビリテーション治療により歩行障害を軽減することは重要な課題といえる．近年の研究で脳卒中などの中枢神経損傷後の運動障害の回復は，脳の可塑性に基づく神経ネットワークの再構成と関連することが明らかにされ，積極的なリハビリテーション治療により脳の可塑性をさらに推進し修飾するとされている．脳卒中歩行訓練の原則は，脳の可塑性が期待できる急性期に集中的な課題指向型の歩行訓練量を確保することであると考えられている．本稿では中枢神経損傷後の歩行障害に対する，ロボットや機能的電気刺激を用いた歩行訓練のエビデンスと，我々が研究開発してきた機能的電気刺激を併用した歩行支援ロボットについて概説する．

Key words　脳卒中(stroke)，リハビリテーションロボット(rehabilitation robot)，機能的電気刺激(functional electrical stimulation)

はじめに

世界保健機関(WHO)は，全世界で毎年約1,500万人が脳卒中に罹患し，そのうち500万人が死亡し，500万人に何らかの後遺症が残存すると報告している[1]．本邦でも脳卒中は，主要死因となるのみならず，後遺障害の最大要因として保健衛生上の最優先課題の1つとされている．厚生労働省の「人口動態統計の概況」によると，本邦での脳卒中死亡数は約11万人，全体の7.9パーセントを占め，全死因の第4位である．今後，さらなる高齢化の進行に伴い，患者数はますます増加していくと予想される．脳卒中は，いずれの病型であっても，永続的な後遺症が残存する可能性が高く，介護が必要な原因疾患として全体の約18.4%を占めており，要介護者の割合では30.8%と1位である[2]．脳卒中患者の歩行障害は，約60%の確率で起こるとされ[3][4]，自立した生活が不可能となり，患者とその家族の負担，医療費の増大につながる．そのため，リハビリテーション治療により歩行障害を軽減することは重要な課題といえる．

ヒトの二足歩行は，大脳皮質，大脳基底核，下位の脳幹，小脳，脊髄により階層的に制御されている．歩行時における協調的な四肢の運動や姿勢制御は，脳幹や脊髄などの下位中枢で，無意識で自動的に遂行される．一方，外部環境適応のための随意的な歩行調整は，上位中枢での制御により遂行される[5]．

[*1] Kimio SAITO，〒010-8543　秋田県秋田市広面字蓮沼44-2　秋田大学医学部附属病院リハビリテーション科，医員
[*2] Yoichi SHIMADA，同大学大学院医学系研究科医学専攻機能展開医学系整形外科学講座，教授
[*3] Takehiro IWAMI，同大学理工学部システムデザイン工学科，教授
[*4] Ryota KIMURA，秋田厚生医療センター整形外科，医長

20世紀までは，脳をはじめとする中枢神経は，脳卒中などで一度損傷すると再生することはないと考えられていた．そのため，従来のリハビリテーション治療のアプローチは残存機能を生かすためであり，非麻痺側の機能を積極的に高めて麻痺肢を代償するというアプローチであった．しかし，近年の研究で脳卒中などの中枢神経損傷後の運動障害の回復は，罹患肢の使用経験に伴って，脳の可塑性に基づく神経ネットワークの再構成（use-dependent plasticity）と関連することが明らかになった[6]．脳の可塑性は，ある程度まで自然回復が望め，積極的なリハビリテーション治療により脳の可塑性をさらに推進し修飾するとされる．このことより，急性期からの積極的な歩行訓練が望まれる．Langhorneら[7]は，脳卒中後の運動機能の回復を目的としたアプローチ方法について検証し，歩行能力の改善には心肺機能向上を目的としたフィットネストレーニング，高強度トレーニング，歩行運動を具体的な課題として難易度を考慮しながら直接的に練習し学習していく反復的課題指向型訓練に効果が認められるとしている．脳卒中歩行訓練の原則は，脳の可塑性が期待できる急性期に集中的な課題指向型の歩行訓練量を確保することであると考えられる．

脳卒中治療ガイドライン

脳卒中リハビリテーション治療に関するガイドラインは，2003年に欧州の脳卒中ガイドライン[8]が発表され，本邦では2004年に脳卒中治療ガイドライン，2005年にAmerican Heart Association（AHA）/American Stroke Association（ASA）とエビデンスに基づくリハビリテーション治療のアプローチ方法が提案され，アップデートされている．

各国の脳卒中ガイドラインの歩行訓練に関する共通する項目で，共通して推奨度が高い項目は，「脳卒中ユニットや脳卒中リハビリテーションユニットなどの組織化された環境を作ること」「早期からチームによる集中的なリハビリテーション治療を行うこと」「早期退院の指導を強く勧めること」「リハビリテーション治療の訓練量」などが挙げられる．

本邦の脳卒中治療ガイドラインは，2015年に改訂され[9]，歩行能力を改善するには歩行や歩行に関連する下肢訓練量を増やすことが必要であり，内反尖足や痙縮に対する短下肢装具，ボツリヌス療法，フェノールブロック，腱移行術，筋電や関節角度を用いたバイオフィードバック，機能的電気刺激（functional electrical stimulation；FES），トレッドミル訓練などが推奨されている．新たに追加された記載は，歩行支援ロボットを用いた歩行訓練は，発症3か月以内の歩行不能例に勧められ（推奨グレードB），ロボット支援訓練の適応がより具体的，明確に規定された．最新のAHA/ASAのガイドライン[10]では，歩行訓練に関して，反復的課題指向型訓練，短下肢装具の使用，サーキットトレーニングを併用したグループセラピー，心肺トレーニング，電気的神経筋刺激，トレッドミル，ロボットリハビリテーション治療が推奨グレードA（行うよう勧められる）となっており，AHA/ASAガイドラインでもロボットリハビリテーションが明示された．

ロボットリハビリテーションとFES

FESは，脳卒中や脊髄損傷などにより損なわれた運動機能に対し，電気刺激を用いて各々の麻痺筋を収縮させ，合目的動作を再建する先端医療である[11]．我々の研究グループの前身であるAkita FES Projectは，リハビリテーション分野における初の高度先進医療として「経皮的埋め込み電極を用いた機能的電気刺激療法」が国に認可されたことから始まりFESの基礎・臨床研究に関し，国内外をリードする役割の一翼を担ってきた[12]~[17]．Akita FES Projectを引き継いだAkita Motion Analysis Group（AMAG）は，医工連携事業を積極的に行っており，FESローイングマシンやFESサイクリング，卓上上肢リハビリテーションロボットや座位バランス装置などを開発している（**図1**）．

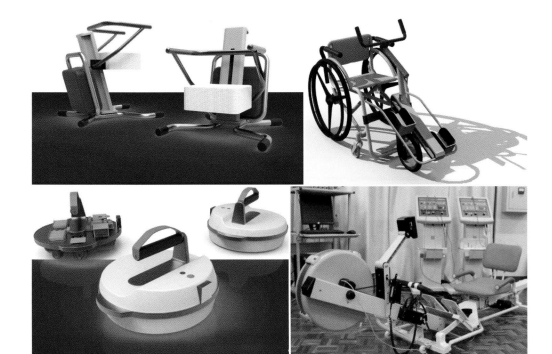

図 1. AMAG で開発された機器の例
　　a：座位バランス装置
　　b：FES サイクリング
　　c：リハビリマウス
　　d：FES ローイング

a	b
c	d

これまで培ってきた FES 技術と医工連携事業を通して開発した歩行練習支援ロボットに組み合わせ，FES 併用歩行練習支援ロボットの開発を行ってきた．

　これまで，脳卒中患者に対して歩行練習支援ロボット単独で治療した群と歩行練習支援ロボットと FES を併用して治療を行った群を比較した研究がいくつかある．慢性期脳卒中患者 20 名に対して行われたランダム化比較試験では，ロボット支援歩行トレーニングと患側下肢への FES を組み合わせた群はコントロール群と比べて歩幅，最大膝伸展において有意に改善すると報告された[18]．また，2018 年に発表されたシステマティックレビューでは FES 併用歩行練習支援ロボットによる歩行訓練は歩行練習支援ロボットのみの訓練と比較して歩行機能がより改善したと報告され，FES 併用歩行練習支援ロボットの有用性が示されている[19]．脊髄損傷患者に対しては，ロボットと FES を併用した前向き準実験的研究の報告がある．19 名の脊髄損傷患者に対し，トレッドミル

を使用したロボット歩行支援トレーニング後に FES を使用した歩行訓練を行った結果，歩行速度，Timed Up and Go テスト，歩行スコア，脊髄障害自立度評価（Spinal Cord Independence Measure：SCIM スコア）で訓練前後に有意な改善を認めた[20]．

　しかし，これまでに報告されている FES 併用歩行練習支援ロボットで使われているリハビリテーションロボットのほとんどは，軌道追従制御であり，事前に設定された関節軌道を反復するものであるため，患者自身の歩きやすい軌道や麻痺側と健常側の対称な歩行は考慮されていなかった．また，高価で巨大であることから，積極的に導入したくても困難であることが多かった．

Akita Trainer

　我々は，より安価でコンパクト，かつ患者自身の意志が関節軌道や歩行速度に反映され，自発的かつ対称な歩行ができる片麻痺用歩行練習支援リハビリテーションロボットとして，Akita

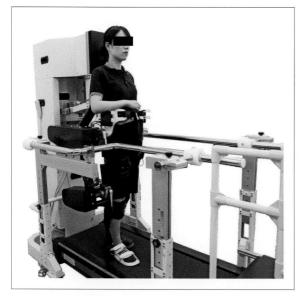

図2. Akita Trainer の外観

Trainer（図2）を開発した.

　Akita Trainer の概要を図3に示す. 体重免荷装置, トレッドミル, ロボット装具, 電気刺激装置からなり, 歩行練習支援により正確な動作の歩行訓練を長時間行うことができる. 大きさは, 市販のトレッドミルとほぼ同等のコンパクトなサイズに収まっている. 自発的かつ対称な歩行を実現するため, 健側フィードバックシステムを採用し

た. これは片麻痺者における健側下肢の動きを患側に再現する方法であり, 9軸センサ（加速度・ジャイロ・地磁気）を大腿と下腿に装着して健側の関節角度変化を計測し, その動きをロボットが患側に再現する. 本装置はさらにFESとモータアシストを併用し, 自発的かつ対称な歩行ができるように開発された.

　健常者5名を対象とした試験では, 関節角度・歩行周期の高い再現性が得られ, かつFES併用でも再現性への影響がないことを報告した[21].

　また, 力制御を導入し, アシスト量を変更可能とするシステム（可変アシストシステム）, およびアシスト量を患者の残存力に応じて強化学習により自動的に調整するシステム（自動アシスト調整システム）を開発し, 健常成人男性5名で評価試験を行ったところ, 良好なアシスト量の自動調整を行うことができた[22].

　現在, 片麻痺者を対象としたリハビリテーション治療効果の検証を行っている.

　脊髄損傷例に対応するため, 両側型機器の開発も行っている（図4）. 脊髄損傷に対しては, 自己

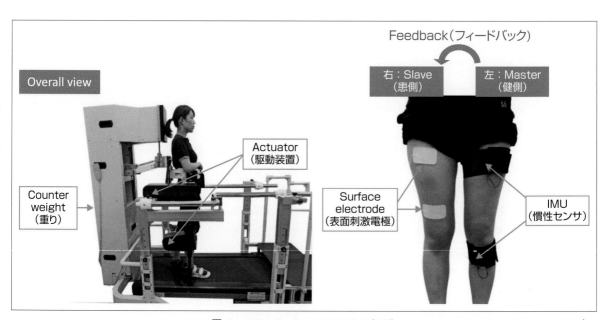

図3. Akita Trainer のシステム概要　　　　　　　　　　a｜b
a：Overall view of Akita Trainer
b：IMU および表面電極の装着方法

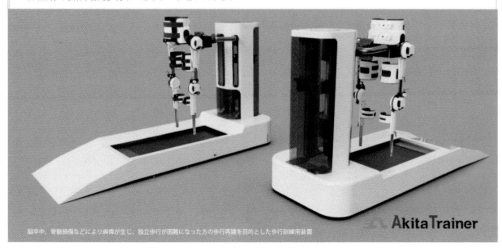

図 4. 対麻痺対応 Akita Trainer

骨髄間葉系幹細胞製剤「ステミラック注」が再生医療等製品としては初めての「先駆け審査指定制度」の対象品目として指定され，2018 年 12 月に厚生労働省から条件及び期限付き承認を取得し，2019 年 2 月に薬価収載された．脊髄損傷に対する再生医療は，治験レベルではなく，実際に使用できる段階に入っている．それに伴って，新たなリハビリテーション医療の構築が必要とされている．

　再生医療の確立に向けては，細胞移植を行ったうえで，機能再建を目指したリハビリテーションのかかわりが必須とされ，目的とする神経回路を正確に賦活し，使用回数を増やすことが重要となり，運動方法と運動回数・頻度がポイントとなってくると考えられている[23]．

　Akita Trainer のような汎用性をもたせたコンパクトサイズの歩行練習支援ロボットの需要は今後より一層加速すると考えられ，その一端を担えるよう開発を続けていく．

文　献

1) Mackay J, et al：The atlas of heart disease and stroke. Part three：the burden. World Health Organization, 2004.
2) 厚生省大臣官房統計情報部：国民生活基礎調査 平成 28（2016）年，厚生労働統計協会, 2016.
3) Jorgensen HS, et al：Recovery of walking function in stroke patients：the Copenhagen Stroke Study. *Arch Phys Med Rehabil*, **76**：27-32, 1995.
4) Wade DT, et al：Walking after stroke. Measurement and recovery over the first 3 months. *Scand J Rehabil Med*, **19**：25-30, 1987.
5) Takakusaki K：Forebrain control of locomotor behaviors. *Brain Res Rev*, **57**：192-198, 2008.
6) Nudo RJ, et al：Neural substrates for the effects of rehabilitative training on motor recovery after ischemic infarct. *Science*, **272**：1791-1794, 1996.
7) Langhorne P, et al：Motor recovery after stroke：a systematic review. *Lancet Neurol*, **8**：741-754, 2009.
8) European Stroke intensive Executive Committee, EUSI Writing Cmmittee, et al：European Stroke Intensive Recommendations for Stroke：Management-update 2003. *Cerebrovasc Dis*, **16**：311-337, 2003.
9) 日本脳卒中学会脳卒中ガイドライン委員会：脳卒中治療ガイドライン 2015，協和企画，2015.
10) Winstein CJ, et al：Guidelines for Adult Stroke Rehabilitation and Recovery：A Guideline for Healthcare Professionals From the American Heart Association/American Stroke Association. *Stroke*, **47**：98-169, 2016.
11) 島田洋一：末梢神経電気・磁気刺激による麻痺肢機能再建．末梢神経，**22**：119-124, 2011.
12) Kagaya H, et al：Restoration and analysis of sta-

nding-up in complete paraplegia utilizing functional electrical stimulation. *Arch Phys Med Rehabil*, **76**：876-881, 1995.

13）Matsunaga T, et al：Muscle fatigue from intermittent stimulation with low and high frequency electrical pulses. *Arch Phys Med Rehabil*, **80**：48-53, 1999.

14）Sasaki K, et al：Effect of electrical stimulation therapy on upper extremity functional recovery and cerebral cortical changes in patients with chronic hemiplegia. *Biomed Res*, **33**：89-96, 2012.

15）島田洋一ほか：リハビリテーション工学の進歩と応用 機能的電気刺激法の開発と臨床. *Jpn J Rehabil Med*, **44**：24-29, 2007.

16）Shimada Y, et al. Clinical experience of functional electrical stimulation in complete paraplegia. *Spinal Cord*, **34**：615-619, 1996.

17）島田洋一ほか：21世紀における歩行解析の展望 脊髄損傷における歩行再建. *Jpn J Rehabil Med*, **39**：535-542, 2002.

18）Bae YH, et al：Effects of Robot-assisted Gait Training Combined With Functional Electrical Stimulation on Recovery of Locomotor Mobility in Chronic Stroke Patients：A Randomized Controlled Trial. *J Phys Ther Sci*, **26**：1949-1953, 2014.

Summary 慢性期脳梗塞患者に対するロボットと FES 併用した訓練のランダム化比較試験.

19）Bruni MF, et al：What Does Best Evidence Tell Us About Robotic Gait Rehabilitation in Stroke Patients：A Systematic Review and Meta-Analysis. *J Clin Neurosci*, **48**：11-17, 2018.

Summary 脳梗塞患者に対して行われるロボット歩行訓練のシステマティックレビューでロボットと FES 併用した訓練に関するレビューもされている.

20）Stampacchia G, et al：Gait rehabilitation in persons with spinal cord injury using innovative technologie. *Spinal Cord*, **58**（9）：988-997, 2020. doi：10.1038/s41393-020-0454-2

Summary 脊髄損傷患者に対してトレッドミル型の歩行訓練リハビリテーションロボットと FES を使用した訓練を行った順実験的研究.

21）臼田伊織ほか：歩行リハビリテーションロボットの下肢関節軌道生成に関する研究. 臨バイオメカニクス, **40**：205-209, 2019.

22）Kimura R, et al：Development of a Rehabilitation Robot Combined with Functional Electrical Stimulation Controlled by Non-disabled Lower Extremity in Hemiplegic Gait. *Progress in Rehab Med*, **3**：1-6, 2018.

23）本望 修：自己骨髄間葉系幹細胞を用いた脳梗塞治療. *Jpn J Rehabil Med*, **56**：685-689, 2019.

MB Med Reha **No.256**：53-59, 2020

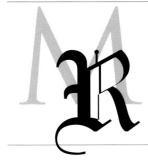

特集／ロボットリハビリテーション最前線

脊髄損傷者の歩行自立支援ロボット

角田哲也*1　平野　哲*2

Abstract　脊髄損傷者の歩行自立支援ロボットは，完全対麻痺者の日常生活において，ロボットを用いて歩行を再建することを目的とする．多くのロボットが外側系装具の構造に動力を付加した "外側系" の構造をしており，WPAL（Wearable Power-Assist Loco-motor）のみが "内側系" の構造を採用している．WPAL は歩行の実用性と車椅子との併用性に優れており，屋内での実用を念頭に置く場合には，非常に優れたロボットであると考えられる．これまでのロボットは対麻痺者を主な対象としていたが，四肢麻痺者への応用も始まっている．今後歩行自立支援ロボットを普及させるために，購入時の公的補助適用が期待される．

Key words　歩行再建（gait reconstruction），自立支援（independence assist），対麻痺（paraplegia）

はじめに

リハビリテーション分野におけるロボットの活用が加速度的に進められている．脊髄損傷者における歩行支援においても，すでに様々な歩行支援ロボットが開発され，臨床への導入が進んでいる．脊髄損傷者用の歩行支援ロボットは，使用目的により自立支援か練習支援に大別される[1]．

歩行自立支援ロボットは，完全対麻痺者の日常生活において，ロボットを用いて歩行を再建することを目的とする．日常生活で用いるためには，車椅子との併用性や立位安定性も重要である．完全対麻痺患者の場合，一旦生じた対麻痺を現在の医療で改善させるのは困難である．再生医療によって，完全対麻痺が回復することが将来的に期待されるが，どの程度の効果があるのかはまだ明らかではない．ロボットを使用しても麻痺の改善は困難であるが，ロボットを使用したときのみ歩

行が可能となる．

一方，不全対麻痺・四肢麻痺者の場合，リハビリテーションにより徐々に下肢の運動麻痺や歩行能力が向上し，下肢装具や歩行補助具を利用するなどして実用的な歩行を獲得することがある．この過程で，より効果的な歩行練習環境を提供するために用いられるのが歩行練習支援ロボットである．患者は練習中のみロボットを使用し，最終的にロボットを使用せずに歩行を確立させることが目標となる．

本稿では，完全対麻痺の歩行再建に用いられる歩行自立支援ロボットを中心に解説する．

完全対麻痺者の歩行再建

1．歩行再建の意義

完全対麻痺の主な原因は外傷による脊髄損傷であり，一度生じた完全対麻痺は不可逆的である．実用的な歩行能力は失われ，リハビリテーション

*1 Tetsuya TSUNODA, 〒612-8431 京都府京都市伏見区深草越後屋敷町 17 番地　京都リハビリテーション病院リハビリテーション科，部長
*2 Satoshi HIRANO, 藤田医科大学医学部リハビリテーション医学 I 講座，講師

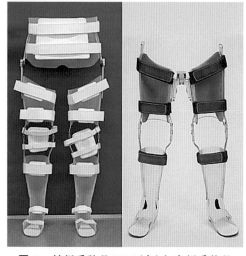

図1. 外側系装具 HGO（左）と内側系装具
Primewalk（右）
（東名ブレース株式会社より提供）

の主な目的は車椅子を用いて日常生活活動を自立させることであり，実際多くの患者にとって車椅子が唯一の実用的移動手段となる．発症年齢のピークは若年者と50～60歳代にあり，特に対麻痺の原因となる胸腰髄損傷は若年者が多い．発症後の生命予後は比較的良好であり，長期間にわたって車椅子を使用することとなる．しかし長期間の車椅子生活は，骨粗鬆症，関節拘縮，便秘，肥満など様々な医学的問題の原因となり，健常者よりも低い目線での生活が続くことが対麻痺者にとって心理的なストレスとなり得る．日常生活や移動手段として，車椅子は必要不可欠であるが，少しでも立ちたい，歩きたいと切望する数多くの対麻痺者が存在する．望むときに立位・歩行が可能となる歩行補助手段の開発は，完全対麻痺者にとっても，リハビリテーション医療に携わる者にとっても大きな期待が寄せられてきた．

2．従来の装具による歩行再建

対麻痺者の歩行再建に用いられる装具は，外側系と内側系に分類される（**図1**）．外側系は両側の長下肢装具が骨盤帯に連結される構造であり，股継手は股関節の外側に位置する．Reciprocating Gait Orthosis（RGO）[2]や Hip Guidance Orthosis（HGO）[3]が外側系の代表である．外側系装具は，両下肢のフレームを2つの股継手と骨盤帯で連結するため，後述する"内側系"装具よりもたわみ

が大きくなりやすい．このため立位安定性が低い，座位の際の体幹拘束性が強い，車椅子上で自力で装着するのが難しいなどの問題点もある．

一方，内側系は両側の長下肢装具を会陰部直下の股継手で直接連結する構造であり，本邦では，Primewalk[4)5]や HALO（Hip and Ankle Linked Orthosis）[6]などが用いられている．内側系装具は股継手が1つであるため，同部位でのたわみが少なく，立位が安定する．また，骨盤帯が存在しないため体幹部分が拘束されず，股関節外側にスペースを必要としないため車椅子との併用性にも優れる．しかし内側系装具であったとしても，対麻痺者が装具により実用的歩行を獲得することは稀である．立位の安定性を得るために膝・足関節を固定する必要があるため，上肢の力に頼って起立・着座を行う必要があり，相当な筋力がなければ起立・着座が困難である．歩行においても下肢を前方に振り出すときには，上肢を用いて重心を前方および側方にリズム良く移動する必要がある．上肢に頼った歩行はエネルギー効率が低く，心肺系への負荷が大きいため，長距離の歩行は困難である．したがって，ほとんどの症例で装具歩行は練習レベルに留まっており，実生活での使用例は少ない．

3．歩行自立支援ロボット

従来の装具の問題点を解決し，車椅子からの容易な起立・着座と，実用レベルの平地歩行を達成するため，装具に力源を追加した歩行自立支援ロボットが世界中で開発されてきた[7]．これらの多くが，外側系装具の構造に動力を付加した"外側系"の構造をしており，WPAL（Wearable Power-Assist Locomotor）のみが"内側系"の構造を採用している．外側系と内側系に大別して紹介する．

1）外側系歩行自立支援ロボット

外側系ロボットは，外側系装具と同様，両側の下肢フレームが骨盤帯を介して接続される．股継手が2か所存在するため，1か所の股継手で済む内側系よりもたわみが大きく，立位安定性が低い傾向がある．ReWalk[8)9]，Indego Personal[10)11]，

REX[12]，FREE Walk[13]などが市販されており，ReWalk と FREE Walk は本邦でも利用可能である．

REX はニュージーランドで開発されたロボットであり，杖なしでの安定した立位を保持可能である．これは，厚いフレームなど強固な部品を集めていることと，他の外側系ロボットと異なり，両側10個（股関節と足関節に2方向，膝関節に1方向）のアクチュエーターによる制御を行っているためである．このため，立位安定性は高いが，重量が重く（48 kg），歩行速度も約3 m/分と非常に遅い．REX はロボット自身がバランスをとるように制御されるため，他のロボットとは違いほとんどトレーニングなしで使用可能である[14]．

ReWalk，Indego Personal，FREE Walk はいずれも足関節にはモータは取り付けられておらず，両側の股・膝関節の矢状面の運動のみがモータにより制御される．REX と異なり，構造物は REX よりも薄く，軽量であるが，両下肢の外側に構造物があるため，スカートガードのある通常の車椅子上での装着は困難であり，車椅子から椅子に設置したロボットに移乗するなどの方法が必要となる．REX と比べると，歩行速度は速いが，立位安定性が低く，歩行補助具なしでは立位保持が困難である．

ReWalk（**図2**）はイスラエルの ReWalk Robotics 社によって開発され，世界で約500台以上が利用されている．第7頸髄～第5腰髄レベルの脊髄損傷者が対象であり，トレーニングを受けた同伴者の監視下であれば，日常生活で使用可能である．両下肢フレームは骨盤帯で連結され，コンピュータとバッテリが内蔵された専用バックパックを背負い，両側ロフストランド杖を用いて歩行する．腕時計型コミュニケータで着座/起立/歩行の3つの中から駆動モードを選択し，骨盤帯の側面に設置された傾斜センサが使用者の体幹が前傾したことを検知すると，足が振り出される．ReWalk 自体には姿勢を保持する機構はなく，装着者自身が両側ロフストランド杖を用いてバランスを維持す

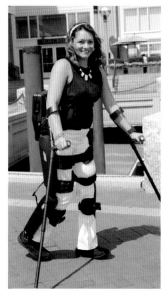

図 2．ReWalk
（Rewalk 社〔https://rewalk.com/rewalk-personal-3/〕より）

ることで立ち座りや歩行が可能となる．重量は22 kg，最大歩行速度は2.2 km/時，歩行が自立した使用者の平均歩行速度は0.9 km/時である[15]．2013年に日本国内で使用可能となり，国内数施設で導入された．屋内歩行を獲得するために，起立，着座，方向転換，壁によりかかって休むなどの基礎トレーニングを合計20時間，屋外歩行獲得のために，坂道歩行，エレベーターの出入りなどの応用トレーニングがさらに20時間設定されている．その後，生活圏内で利用が可能とされているが，実際に個人で購入に至ったケースはまだないとのことである（2020年9月時点）．海外では段差昇降にも使用されているが，日本では段差での使用は認められていない．

Indego Personal（**図3**）は，米国の Parker Hannifin 社が開発を行っており，米国およびヨーロッパで個人用機器として承認を受けている．第3胸髄～第5腰髄までの脊髄損傷患者が対象であり，専用のトレーニングを受けた同伴者の監視下において使用することが可能である．重量は13 kg であり，骨盤帯・両大腿部・両下腿部に分解して持ち運ぶことができる．足関節は固定であり，また ReWalk とは異なりバックパックを背負う必要はない．歩行が自立した使用者の平均歩行速度

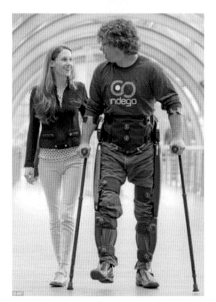

図 3. Indego Personal
(Photo courtesy of Parker Hanni-fin Corporation, USA)

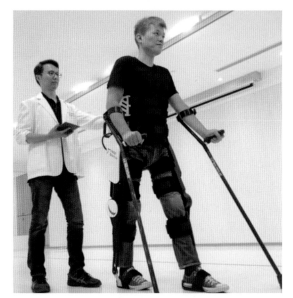

図 4. FREE Walk
(USCI ジャパン株式会社より提供)

は 0.79 km/時である[16].

　FREE Walk（**図 4**）は台湾で開発され，日本では2017 年に販売が開始された．専用のロフストランド杖に配置されたボタンを押して，座る/立つ/歩くの 3 つのモードから選択する．歩行時の振り出しはあらかじめ設定されたリズムで行われるが，ロボットの角度が設定範囲から逸脱した場合には，自動的に歩行を停止する機能がある．重量 20 kg，最高歩行速度は 2.0 km/時である．

　その他にも，新しい外側系歩行支援ロボットとして，米国で開発された X1 Mina Exoskeleton[17]，韓国で開発された ROBIN（Rehabilitation Of Brain INjuries lower-limb walking assistant exoskeleton）[18]，オランダで開発された MindWalker[19]が挙げられる．これらも ReWalk や Indego Personal と同様，いずれも両側の杖を使用したうえで立位保持や歩行を支援するロボットである．

2）内側系歩行自立支援ロボット WPAL（Wearable Power-Assist Locomotor）

　WPAL（Wearable Power-Assist Locomotor）は藤田医科大学リハビリテーション部門が，国立研究開発法人新エネルギー・産業技術総合開発機構から支援を受け，アスカ株式会社，東名ブレース株式会社と共同で開発を行ってきたロボットであ

る（**図 5**）[20]~[22]．下肢のフレームやモータなど主要な構造は両下肢の内側に配置され，両下肢のフレームをスライド式内側股継手で連結している．両側股関節・膝関節・足関節に合計 6 個のモータが配置され，各関節は患者ごとに個別に計算された最適な歩行パターンに従って制御される．ロボット本体の重量は約 13 kg あるが，常に片脚は接地しているため，患者が重量を感じることはない．モータ制御回路やバッテリを搭載した専用歩行器を用いることによって，安全性を担保するとともに，患者の負担重量が軽減される．歩行器に設置された 2 つのレバースイッチと 2 つのボタンスイッチにより，患者自身ですべての操作が可能である．着脱も患者自身で実施可能であり，熟練した患者であれば，2 分程度で装着できる．WPAL を用いて歩行するには，WPAL の動きに合わせて患者自身の体をリズム良く動かすことが必要であり，動作の習熟には練習が必要である．

　専用練習プログラムとして，懸垂下平行棒内足踏み練習，懸垂下平行棒内歩行練習，懸垂下トレッドミル歩行練習，懸垂下歩行器歩行練習，歩行器歩行練習（懸垂なし）と 5 段階の練習を順に行うことにより，無理なく動作の習熟が可能である[20]．これまでの症例では，神経学的レベルや年齢によって差があるものの，1～5 時間程度の練習

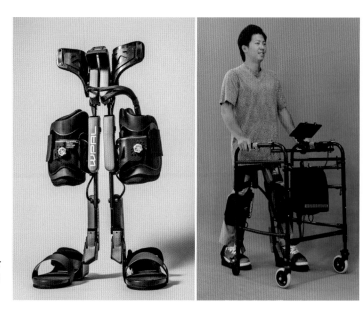

図 5.
Wearable Power-Assist Locomotor
（アスカ株式会社より提供）

（1 日につき実質約 30 分の練習を 2〜10 回程度）で平地歩行が可能となった．WPAL 体験初日に 3 時間程度の練習で歩行可能となった対麻痺者が，当日の練習の様子を動画投稿サイトへ投稿しており，閲覧可能である〔https://www.youtube.com/watch?v=LcIlk-9GE78〕.

　WPAL は小型のスライド式内側股継手を採用しており，最大歩行速度は 1.3 km/時である．WPAL は装具を用いた場合と比較して，より長時間，長距離を連続で歩行可能であり[22]，エネルギー効率が高かった[23]．最も熟練した完全対麻痺者は，84 分間，1,513 m の連続歩行を達成した．WPAL は個人が日常生活で使用することを念頭に開発されたが，ロボットの普及をはかるためには医療者の啓発が重要との考えから，2013 年にまず医療機関向けの販売が開始された．これまでに日本国内 5 施設への導入実績がある．日常生活での使用例として，WPAL での歩行に熟練した対麻痺者からの希望を受けて，2018 年に結婚式で実際に使用された〔https://www.aska.co.jp/new/4384〕.

3）外側系/内側系歩行自立支援ロボットの比較

　本稿で紹介したロボットは，それぞれに得意，不得意な分野があり，それぞれのロボットの適応，効果，特性を理解して使用する必要がある．外側系歩行自立支援ロボットのうち，REX は立位安定性が高いものの歩行速度が非常に遅い．一方，ReWalk，Indego Personal などは立位安定性は低いが歩行速度は比較的速く，REX とは反対の特徴を持つ．WPAL は REX のように自律的にバランスを制御する機能はないが，手放しで立位作業ができる立位安定性を有し，外側系よりも遅いものの屋内では十分実用性のある歩行速度を有する．装着の容易さに関しては，ReWalk などは通常の車椅子上での装着が困難であるが，WPAL は自分の車椅子から直接ロボットを装着可能である．以上のように，WPAL は歩行の実用性と車椅子との併用性に優れており，屋内での実用を念頭に置く場合には，非常に優れたロボットであると考えられる．

4．今後の展望

1）四肢麻痺者への応用

　これまでに，外側系歩行支援ロボットを頚髄損傷者に用いた報告は少ない．歩行自立支援ロボットを使用者のみで使用する場合には，対麻痺者が対象と考えられてきた．頚髄損傷による四肢麻痺者では，ロボットの装着，起立着座，バランスを崩した際の転倒回避が困難なため，使用者ひとりで実用的な歩行を獲得することは難しい．しかし，そもそも ReWalk や Indego Personal ではトレーニングを受けた同伴者の監視下での使用が想定されており，同伴者を前提に考えれば，頚髄損傷による四肢麻痺者にも対象を広げて考えること

ができる．Hartigan ら[24]は，3名の頚髄損傷による四肢麻痺者(神経学的レベルはC5またはC6で，ASIA(American Spinal Injury Association：アメリカ脊髄損傷協会)機能障害尺度はAまたはB)にIndego Personal を用いた歩行練習を行ったが，いずれも介助を要したと報告している．WPALは内側系構造で立位安定性が高いこともあり，近年筆者らはWPALにて頚髄損傷の四肢麻痺者への歩行再建を試みている．頚髄損傷による四肢麻痺者5名(神経学的レベルはC6またはC7で，ASIA機能障害尺度はAまたはB)に対してWPALを用いた歩行練習を行ったところ，3名が同伴者の見守りの下で平地歩行可能となった[25]．WPALは対麻痺患者だけでなく，四肢麻痺者においても歩行再建に有用である可能性が示唆される．立ちたい，歩きたいと願う気持ちは四肢麻痺者でも同じである．四肢麻痺者でもより実用的に使用可能な機器の改良が進み，より多くの方が歩行自立支援ロボットを使用できることが望まれる．

2）歩行自立支援ロボットの普及に向けて

現在，脳卒中片麻痺や緩徐進行性の神経・筋疾患患者に対する練習支援ロボットは日本で普及しつつある．一方，歩行自立支援ロボットに関しては，米国では普及しているが，日本では普及していない．米国では，ReWalk などを日常生活で実際に活用している脊髄損傷者が存在する．交通事故患者や退役軍人には保険が適用され，200人以上が個人で購入しているといわれている．日本では公的な補助はほとんどないため，個人が購入する際には数百万円の負担がかかる．ロボットの普及には，操作の習熟を条件に，何らかの公的扶助が適用されることが必要であろう．

文 献

1) 平野 哲ほか：歩行練習ロボット．理療ジャーナル，**49**：845-852，2015．
2) Douglas R, et al：The LSU reciprocation-gait orthosis. *Orthopedics*, **6**：834-839, 1983.
3) Major RE, et al：The dynamics of walking using the hip guidance orthosis(HGO)with crutches. *Prosthet Orthot Int*, **5**：19-22, 1981.
4) Saitoh E, et al：A new medial single hip joint for paraplegic walkers. The 8th World Congress of the International Rehabilitation Medicine Association, 1299-1305, 1997.
5) Suzuki T, et al：Prediction of gait outcome with the knee-ankle-foot orthosis with medial hip joint in patients with spinal cord injuries：a study using recursive partitioning analysis. *Spinal Cord*, **45**：57-63, 2007.
6) Genda E, et al：A new walking orthosis for paraplegics：hip and ankle linkage system. *Prosthet Orthot Int*, **28**：69-74, 2004.
7) Esquenazi A, et al：Powered exoskeletons for walking assistance in persons with central nervous system injuries：a narrative review. *PM R*, 9(1)：46-62, 2017.
8) Zeilig G, et al：Safety and tolerance of the ReWalk™ exoskeleton suit for ambulation by people with complete spinal cord injury：a pilot study. *J Spinal Cord Med*, **35**：96-101, 2012.
9) Esquenazi A, et al：The ReWalk powered exoskeleton to restore ambulatory function to individuals with thoracic-level motor-complete spinal cord injury. *Am J Phys Med Rehabil*, **91**：911-921, 2012.
10) Hartigan C, et al：Mobility Outcomes Following Five Training Sessions with a Powered Exoskeleton. *Top Spinal Cord Inj Rehabil*, **2**：93-99, 2015.
11) Tefertiller C, et al：Initial Outcomes from a Multicenter Study Utilizing the Indego Powered Exoskeleton in Spinal Cord Injury. *Top Spinal Cord Inj Rehabil*, **24**(1)：78-85, 2018.
12) Rex Bionics Ltd：Rex Bionics—Step into the Future.〔http://www.rexbionics.com/〕(cited 2017 March 26).
13) Wu CH, et al：The effects of gait training using powered lower limb exoskeleton robot on individuals with complete spinal cord injury. *J Neuroeng Rehabil*, **15**：14, 2018.
14) Contreras-Vidal JL, Grossman RG：NeuroRex：A clinical neural interface roadmap for EEG-based brain machine interfaces to a lower body robotic exoskeleton. *Annu Int Conf Proc IEEE Eng Med Biol Soc*, **2013**：1579-1582, 2013.

15) Chang SR, et al：Powered Lower-Limb Exoskeletons to Restore Gait for Individuals with Paraplegia- a Review. *Case Orthop J*, **12**(1)：75-80, 2015.

16) Hartigan CK, et al：Mobility outcomes following five training sessions with a powered exoskeleton. *Top Spinal Cord Inj Rehabil*, **21**：93-99, 2015.

17) Neuhaus PD, et al：Design and evaluation of Mina：A robotic orthosis for paraplegics. *IEEE Int Conf Rehabil Robot*, **2011**：5975468, 2011.

18) Jung J, et al：Walking intent detection algorithm for paraplegic patients using a robotic exoskeleton walking assistant with crutches. *Int J Control Autom Syst*, **10**：954-962, 2012.

19) Wang S, et al：Spring uses in exoskeleton actuation design. *IEEE Int Conf Rehabil Robotics*, **2011**：5975471, 2011.

20) Tanabe S, et al：Design of the Wearable Power-Assist Locomotor（WPAL）for paraplegic gait reconstruction. *Disabil Rehabil Assist Technol*, **8**：84-91, 2013.

21) Tanabe S, et al：Wearable Power-Assist Loco-motor（WPAL）for supporting upright walking in persons with paraplegia. *NeuroRehabilitation*, **33**：99-106, 2013.

22) Hirano S, et al：Comparison between gait-assisting robot（WPAL）and bilateral knee-ankle-foot orthoses with a medial single hip joint in gait reconstruction for patients with paraplegia. *Jpn J Compr Rehabil Sci*, **6**：21-26, 2015.

23) Yatsuya K, et al：Comparison of energy efficiency between Wearable Power-Assist Locomotor（WPAL）and two types of knee-ankle-foot orthoses with a medial single hip join（t MSH-KAFO）. *J Spinal Cord Med*, **41**：48-54, 2018.

24) Hartigan C, et al：Mobility outcomes following five training sessions with a powered exoskeleton. *Top Spinal Cord Inj Rehabil*, **21**：93-99, 2015.

25) Fuse I, et al：Gait reconstruction using the gait assist robot WPAL in patients with cervical spinal cord injury. *Jpn J Compr Rehabil Sci*, **10**：88-95, 2019.

MB Med Reha **No.256**：**60-66**, 2020

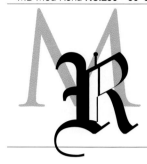

特集／ロボットリハビリテーション最前線

認知症に対するコミュニケーションロボットの可能性

佐藤健二*1　大沢愛子*2

Abstract　近年は，介護保険施設などで，言語を用いた会話を擬似的に行うロボットが活用されるようになってきた．これらのロボットには，ダンスやクイズなどのレクリエーションや認知トレーニングなど様々なアプリケーションが搭載されている．その他にも，ネットワークと連携したアプリケーションの開発も進んでおり，スケジュール管理やリマインダー機能，ビデオ通話機能，写真撮影やメッセージの再生機能などが搭載されているものもある．このようなツールを通じて家族や友人と交流をはかることができるロボットも製品化されており，我々は，対象者のニーズに応じて様々なコミュニケーションロボットを選択することが可能になってきている．今後の開発という視点からは，音声ユーザーインターフェースの改良など，開発側の課題もあるが，いかに高齢者や認知症の人，家族などのニーズを踏まえてロボットを適用し，生活に導入するかということも大きな課題である．今後は，医療スタッフなどがロボットの導入前後に積極的にかかわりながら，その適用や利用プロセスを十分に検討し，コミュニケーションロボットの有効性を示すエビデンスを構築していくことが期待される．

Key words　認知症(dementia)，認知症の行動・心理症状(BPSD)，ニーズ(needs)，コミュニケーションロボット(communication robot)，支援機器(assistive technology)

はじめに

コミュニケーションロボットは，人とロボットの間での言語や非言語によるコミュニケーション（相互交流）を提供することで，利用者に精神的な安定をもたらすとともに，生活を支援したり，生活の質を高めることを目的にするサービスロボットである．コミュニケーションの方法としては，ロボットに音声認識機能を持たせ，言語を用いて会話を擬似的に行うものや，言語ではない音（鳴き声）により反応を伝えるもの，ロボットの頭部や手足，尻尾の動きにより，人や動物の仕草や動きを模した非言語的コミュニケーションを行うも

の，ロボットの一部にディスプレイを装着し，文字や絵，写真等を表示するものなどがある．コミュニケーションロボットとのふれあいによって，認知症の人の気分を向上させるなどの報告もあり，介護施設などではコミュニケーションロボットが活用されている．また近年では，コミュニケーションロボットがネットワークにつながることにより，機能拡張が可能になってきた．例えば，趣味・娯楽用などのアプリケーションのダウンロードや更新が可能になったり，web上の情報収集が行えたりなど，活用方法の幅が広がっている．そのため，最新の支援機器の開発と導入は大きな希望となっている．しかし，実際はコミュニ

*1 Kenji SATO, 〒 474-8511 愛知県大府市森岡町 7-430　国立長寿医療研究センターリハビリテーション科部,
理学療法主任
*2 Aiko OSAWA, 同センターリハビリテーション科, 医長

支援内容	要支援1 (%)	要支援2 (%)	要介護1 (%)	要介護2 (%)	要介護3 (%)	要介護4 (%)	要介護5 (%)
金銭管理	78.4	65.5	87.5	92.2	89.8	91.1	88.0
服薬	70.3	72.4	91.4	92.2	97.0	93.0	91.3
掃除	73.0	75.9	83.2	93.1	95.3	93.7	88.0
食事用意	83.8	72.4	86.4	94.5	94.5	93.7	89.5
買い物	81.1	86.2	90.0	94.0	94.9	93.0	89.1
外出	81.1	72.4	80.3	89.0	94.9	93.0	89.5
整容	24.3	37.9	30.1	54.1	88.5	92.4	94.9
更衣	18.9	44.8	33.7	62.8	91.9	92.4	94.5
排泄	10.8	20.7	12.2	36.2	73.6	88.0	94.5
移動	10.8	13.8	7.2	20.6	54.0	80.4	91.6
摂食介助	10.8	6.9	5.4	13.8	44.3	66.5	90.2
N（人）	37	29	279	218	235	158	275

図 1. 認知症の人の要介護度と介護の必要性

（文献2より，筆者一部改変）

ケーションロボットの開発の勢いに比して普及は乏しいのが現状であり，その理由は，介護やサービスにおけるテクノロジーやコミュニケーションロボットの利用は，認知症の人や介護家族などにとって新しい体験，新しい課題になっているためである．

本稿で認知症に対するコミュニケーションロボットの可能性を述べるにあたって，まずは認知症の生活障害，介護家族のニーズについて触れながら，それらに関連するテクノロジーやコミュニケーションロボットの開発・研究状況について概説する．その後，普及や導入方法の課題などについて整理しながら，コミュニケーションロボットの適用可能性について述べる．

認知症の生活障害

認知症は，高齢期の自立性の低下をきたす主たる原因の1つである．認知症には数多くの原因疾患や病態があるが，最も多いのはアルツハイマー病（Alzheimer disease；AD）であり，認知症全体の約7割を占める[1]．ADの主な症状は近時記憶の低下や問題解決能力を含む遂行機能の障害であり，徐々に，言語，行為，視覚認知などの機能が低下し，時間が経つと遠隔記憶も低下する．

認知症の初期段階では，金銭管理や服薬，掃除や収納，食事の準備，買い物，外出などのいくつかの手段的な日常生活活動（IADL）や，複数の手順を必要とする複雑な作業，同時並行で行う課題には助けが必要になる（図1）[2]．また判断力の低下やニーズの伝達の困難などから，易怒性や興奮を呈する場合があり，このような症状を認知症の行動・心理症状（behavioral and psychological symptoms of dementia；BPSD）と呼ぶ．認知症が進行すると，整容や更衣，排泄などの基本的な日常生活活動（ADL）に関しても，見守りや指示，安全のための介助が必要となる．さらに症状が進行すると徐々に自立性が失われ，介護者は食事，入浴，移動などの基本的な日常生活活動のほとんどに対しても，直接的な介助を常に行わなければならなくなる．

介護を行う家族が対応に苦慮する認知症の症状

認知症の人の介護は，配偶者や子，きょうだい，子どもの配偶者が担っている場合が多い．米国では，1,500万人がADやその他の認知症に罹患した家族のために無給で介護を行っており，これらの介護家族はしばしば心理的負担を経験し，その40％以上が感情的ストレスを報告し，74％が自分

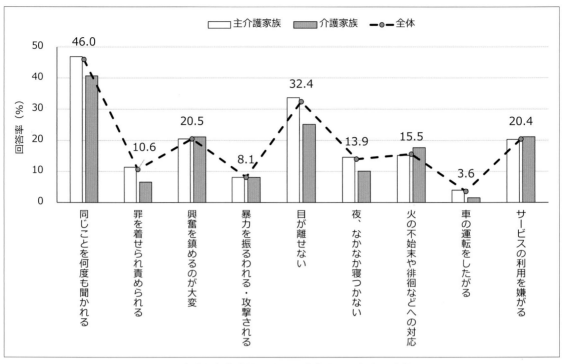

図 2. 介護を行う家族が対応に苦慮する認知症の症状

（文献 2 より，筆者一部改変）

の健康を維持することへの不安を報告している[3]．介護者は，家族の介護に対して前向きに考えたいという思いはあっても，漠然とした不安を抱えている者が約5割，イライラする，気分が落ち込むという感情を抱く者が約3割いるという[2]．とりわけ，介護を行う家族が対応に苦慮している認知症の症状は，同じことを何度も聞かれる（約5割），目が離せない（約3割），興奮を鎮めるのが大変（約2割），サービスの利用を嫌がる（約2割）などである（**図2**）．このような介護の負担の軽減や，認知症の人の症状の改善に役立つと考えられているのが，コミュニケーションロボットである．

非薬物療法としてのセラピーロボット

認知症に対するコミュニケーションロボットとして最も研究が進んでいるのは，アザラシ型ロボットの「PALO」であろう（**図3-a**）．PALOの開発者（産業技術総合研究所，以下，産総研）は，アニマル・セラピーにヒントを得てロボット・セラピーを提唱・開発し，現在では，産総研などから知財のライセンスを受けた株式会社知能システム

が開発・製造している．米国では，61名の認知症者を対象としたPALOの効果に関するランダム化比較試験が行われている．この試験では，1回当たり20分間，PALOとふれあい，それを週3回，12週間継続したところ，PALOとふれあったグループは，通常のケアのグループと比較して，「不安」，「うつ」，「痛み」，「ストレス」が有意に改善し，「痛み」や「問題行動」に対する向精神薬の使用も有意に低減したと報告されている[4]．

本邦では，その他にもいくつかのコミュニケーションロボットが開発されている．株式会社Sonyはイヌ型ロボットの「aibo」を製品化し（**図3-b**），ユカイ工学株式会社は特定の動物を模していないペット型ロボットの「Qoobo」を製品化している（**図3-c**）．これらは音声・言語認識に加えロボットの様々な部位に装着した接触センサーなどにより，撫でるなどの利用者の行為を認識することができる．「aibo」や「Qoobo」については，介護施設入所者の自立促進に関する実証試験が行われ，普段は興味を示さない入居者同士のコミュニケーションのきっかけを作ることができたと報告

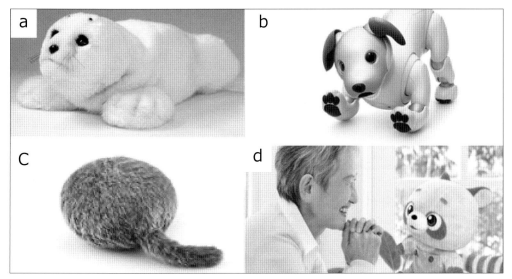

図 3. 非薬物療法としてのセラピーロボット（アニマル型ロボット）
a：PARO（株式会社知能システムホームページより引用）
b：aibo（株式会社 SONY ホームページより引用）
c：Qoobo（ユカイ工学株式会社ホームページより引用）
d：Pocobee（トヨタ自動車株式会社ホームページより引用）

されている[5)6)]．また，当センターで，関連企業と連携し回想法のモードを含むコミュニケーションロボット（Pocobee，**図 3-d**）を開発中であり，ロボットに非薬物療法として効果が示されている治療モデルを組み込むことで，より実効性のある役割を果たせるものと予想している．

認知症に対するその他の支援機器
（assistive technology）

コミュニケーションロボットだけでなく，認知症の人や家族に対しては，様々な支援機器が開発されている．最も一般的に使用されている支援機器は，追跡装置や家庭用安全装置を含む安全・安心のための機器である[7)~9)]．追跡装置は通常 GPS（global positioning system）を使用しており，商業化されているものの中には，家族の依頼に応じてサービス提供会社が認知症の人のもとへ駆けつけるサービスも存在する．家庭用安全装置においては，自動水栓器，自動消火機能付きガスコンロ，転倒・転落検知センサーや自動で点灯するナイトライトなどが広く使用されている．

その他には，記憶をサポートするための装置，交流や余暇活動のための装置が使用されている．具体的な記憶サポート装置としては，忘れ物防止用のスマートタグ，自動日めくりカレンダーや服薬リマインダー，スケジュールアプリケーションなどがある．交流や余暇活動としては，Skype などのインターネット電話サービス，携帯電話，オーディオブック，タブレットコンピューターや音楽プレーヤーなどが挙げられる．ただし，今のところ，食事や洗濯，整容，更衣などの ADL を支援する機器は多くはない．また，認知症の攻撃性や抑制性などの行動上の問題に対応した支援機器について検討している研究報告は少なく[8)]，今後の課題である．

アプリケーションが搭載された
コミュニケーションロボット

近年は，「NAO」（ソフトバンクロボティクス株式会社）や「Pepper」（ソフトバンクロボティクス株式会社），「PALRO」（富士ソフト株式会社），「PaPeRo i」（NEC プラットフォームズ株式会社），「ユニボ」（ユニロボット株式会社）など音声をインターフェースとしたコミュニケーションロボットが製品化されている（**図4**）．これらのロボットは，様々なアプリケーションが搭載されており，ネットワークにつなぐとアプリケーションの追加ダウンロードや更新などが可能である．

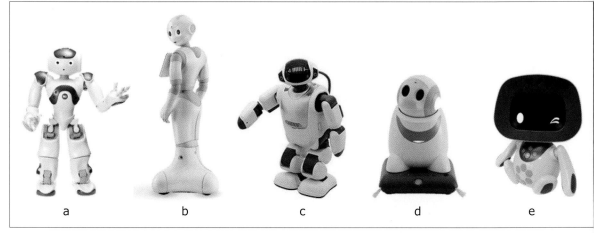

図 4. 様々なアプリケーションが搭載されたコミュニケーションロボット
a：NAO(ソフトバンクロボティクス株式会社ホームページより引用)
b：Pepper(ソフトバンクロボティクス株式会社ホームページより引用)
c：PALRO(富士ソフト株式会社ホームページより引用)
d：PaPeRo i(NEC プラットフォームズ株式会社ホームページより引用)
e：ユニボ(ユニロボット株式会社ホームページより引用)

例えば，「NAO」，「Pepper」や「PALRO」などには，運動やダンス，ゲーム，クイズなど，様々な出し物で構成されたレクリエーションプログラムを搭載し，介護施設のレクリエーションとして高齢者の前に立ち，施設利用者に"元気"と"癒し"を提供している．運動やレクリエーション以外にも，認知トレーニングのプログラムを搭載し，認知トレーニングを提供するアプリケーションも開発されている．「PaPeRo i」や「ユニボ」などは，音声の録音機能やビデオ通話機能，写真撮影やメッセージの再生機能を搭載しており，コミュニケーションロボットを介して，家族や友人と交流をはかることができる．その他にも，時計・スケジュール，タイマー機能が搭載されており，「ユニボ」に明日の予定などを伝えることで記録したり，リマインドの設定をしたりすることも可能である．

認知症に対するテクノロジーや コミュニケーションロボットの課題と可能性

1．心理社会的介入の効果

高齢者を対象にしたロボットの介入試験は，これまでに 12 試験行われており，これらの試験では，ロボットの使用は感情に影響を与え，喜びの感情を高め，笑顔の表情になったり，抑うつ症状や孤独感のスコアの減少がみられたり，また興奮

や抑うつなどに対する投薬量の低下や自己申告による服薬アドヒアランスの改善にもつながったと報告されている．しかし，多くの試験の方法論の質が低く，コミュニケーションロボットによって提供される心理社会的介入に関するエビデンスはまだ乏しい[10)11]．具体的には，ほとんどの研究がパイロットスタディであり，サンプルサイズが非常に少なく，一般化可能性を制限していたり，機能的能力や社会的交流，QOL などのアウトカムの有効性が確認された指標を含む検査や評価がなかったり，介入期間が短く介入前後の比較ができず有効性について結論が得られなかったりしている．

2．導入の受容性

認知症に対するテクノロジーやコミュニケーションロボットの導入についても，まだ課題が山積している．生活障害が主体となる認知症のケアにおいて，コミュニケーションロボットやテクノロジーの活用は，将来に向けて有望な展望と考えられているが，製品開発の勢いに比してその普及率は低い[9]．介護やサービスにおけるテクノロジーやコミュニケーションロボットの利用は，認知症の人や介護家族，および医療機関や介護施設の職員などにとって新しい体験となり，言い換えれば新しい課題になることを意味する．そのた

め，無用な混乱を生じる場合もあり，医療機関や介護施設に導入する際には，適用や利用プロセスを十分に検討する必要がある[12)13)]．

これまでにわかっている支援機器利用の促進要因は，使いやすさや技術の親しみやすさに加え，ケアの改善がはかれること，技術的要求がないこと，対象者の日常生活へ個別化が可能であることなどである．また，利用の動機付けについては，使用の楽しさや人と支援機器の相互作用の可能性の発見，操作の安全性などが考えられる．一方，支援技術利用のアドヒアランスを妨げる主な要因は，利用者の技術全般の知識・経験不足であるという[12)]．技術のさらなる開発は必要であるが，同時に利用者が支援技術について学ぶための時間も必要となる．したがって支援機器の受容性やアドヒアランスをさらに向上させるためには，導入前や導入中の人的なサポートも重要である．

3．認知症に対するコミュニケーションロボットの適用可能性

BPSD のある認知症の人にとっても，ロボットとのコミュニケーションやふれあいは BPSD の症状を緩和させる可能性がある．まだ十分な開発には至っていないが，認知症の治療モデルを搭載したコミュニケーションロボットが完成すると，ロボットが会話を通じて認知症の人の気分やコミュニケーション能力を高める可能性もある．その他にも，スケジュール管理やレクリエーション，認知トレーニングや運動トレーナーのアプリケーションが搭載されたロボットも開発中であり，音声操作というユーザーインターフェースが認知症の人に受け入れられるのであれば，認知症の人の自立支援や健康維持・増進に役立つ可能性がある．

また支援技術において，スマートホームのように家電や各種センサーなどがインターネットにつながるようになると，屋外から認知症の人の安全確認や環境操作が行えるようになる．登録者数を増やすことができれば，介護負担の分散にもつながり，介護疲れや介護うつなどへの対策になる可能性もあり，何よりも認知症の人に安心な環境を

設定することができるものと思われる．またメッセージの読み上げやインターネット電話などのアプリケーションをコミュニケーションロボットに搭載すると，認知症の人と遠方に住む家族や親族，友人をつなぐことも可能であり，新しいコミュニケーションの形として，社会交流の場を提供できる可能性がある．

終わりに

本稿では，認知症に対する支援機器として，コミュニケーションロボットを中心に，その特性や開発の動向，今後の展望について紹介した．コミュニケーションに障害をきたし，他者との交流が困難となる認知症の人や，生活障害に関する介護負担が重くのしかかる介護者にとって，最新の支援機器の開発と導入は大きな希望となる．しかし，新しい環境に慣れるのが困難な認知症の人にとって，その導入にあたっては，しっかりと適用を見極め，生活の一部に定着するよう，じっくりと時間をかけてプロセスを踏み，継続した支援を行うことが大切である．

文　献

1) 朝田　隆：都市部における認知症有病率と認知症の生活機能障害への対応．厚生労働科学研究費補助金　認知症対策総合研究事業　報告書，2013．
2) 公益社団法人認知症の人と家族の会：認知症の人と家族の思いと介護状況および市民の認知症に関する意識の実態調査報告書（令和元年老人保健事業推進費等補助金　老人保健健康増進等事業）．2020．
3) Association As：2015 Alzheimer's disease facts and figures. *Alzheimers Dement*, **11**（3）：332-384, 2015. doi：10.1016/j.jalz.2015.02.003
4) Petersen S, et al：The Utilization of Robotic Pets in Dementia Care. *J Alzheimers Dis*, **55**（2）：569-574, 2017. doi：10.3233/JAD-160703
5) Naganuma M, et al：Use of Robotic Pets in Providing Stimulation for Nursing Home Residents with Dementia. *Stud Health Technol Inform*, **217**：1009-1012, 2015.

6) Kolstad M, et al : Integrating Socially Assistive Robots into Japanese Nursing Care. *Stud Health Technol Inform*, **272** : 183-186, 2020. doi : 10.3233/SHTI200524

7) D'Onofrio G, et al : Information and Communication Technologies for the Activities of Daily Living in Older Patients with Dementia : A Systematic Review. *J Alzheimers Dis*, **57**(3) : 927-935, 2017. doi : 10.3233/jad-161145

8) Sriram V, et al : Informal carers' experience of assistive technology use in dementia care at home : a systematic review. *BMC Geriatr*, **19**(1) : 160, 2019. doi : 10.1186/s12877-019-1169-0

9) Ienca M, et al : Intelligent Assistive Technology for Alzheimer's Disease and Other Dementias : A Systematic Review. *J Alzheimers Dis*, **56**(4) : 1301-1340, 2017. doi : 10.3233/jad-161037

10) Scoglio AA, et al : Use of Social Robots in Mental Health and Well-Being Research : Systematic Review. *J Med Internet Res*, **21**(7) : e13322, 2019. doi : 10.2196/13322

11) Robinson NL, et al : Psychosocial Health Interventions by Social Robots : Systematic Review of Randomized Controlled Trials. *J Med Internet Res*, **21**(5) : e13203, doi : 10.2196/13203

12) Thordardottir B, et al : Acceptance and Use of Innovative Assistive Technologies among People with Cognitive Impairment and Their Caregivers : A Systematic Review. *Biomed Res Int*, **2019** : 9196729, 2019. doi : 10.1155/2019/9196729

13) Hung L, et al : The benefits of and barriers to using a social robot PARO in care settings : a scoping review. *BMC Geriatr*, **19**(1) : 232, 2019. doi : 10.1186/s12877-019-1244-6

MB Med Reha **No.256**：**67-73**, 2020

特集／ロボットリハビリテーション最前線

ロボティックスマートホームの開発と可能性

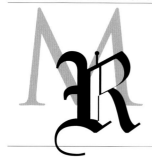

小山総市朗[*1]　田辺茂雄[*2]

Abstract　高齢者の安心，安全，快適かつ活動的な生活を支援する，ロボティックスマートホーム（robotic smart home；RSH）の開発を進めている．これまで2段階で開発を行っており，第1段階では移動/移乗支援，操作支援，情報支援のシステム開発を行った．移動/移乗支援では昇降型，横移乗型，懸架型のロボットを，操作支援では生活支援ロボットと環境制御システムの統合を，情報支援では遠隔地との通信を活用するシステムを，それぞれ検討した．進行中の第2段階では，過剰な生活支援によって日常生活活動の能動性を低下させることなく，活動的な生活を促す住まいづくりを目指し，生活リズム支援，自発機能支援，運動支援の観点から開発を行っている．生活リズム支援ではIoTやセンサの活用による睡眠，排泄，活動などのリズムづくりを，自発機能支援では在宅環境での仮想コンシェルジュ構築を，運動支援では移動/移乗支援ロボットのIoT対応による活動検出などを，それぞれ検討している．

Key words　長寿社会（society of longevity），ロボット（robot），支援工学（assistive technology），IoT（internet of things）

はじめに

日本の人口は急速に高齢化しており，その変化に併せて2036年には年間の死亡者数が176万人に増加するとされている．また，障害者数や要介護者数も同様に増加すると予測されている．現在までの要介護者数は，2000年の介護保険開始時から約3倍に増加し，668.6万人に達している[1]．

本邦では，高齢化とともに少子化も進行しており，高齢者世帯の増加も問題となっている．2040年には，世帯主65歳以上の世帯が，全世帯の4割を超え2,242万世帯になると予測されている．また同時期の家族類型別割合をみると，世帯主65歳以上世帯のうちの4割（896万世帯）が独居高齢者，次いで高齢夫婦が3割（687万世帯）になると予測されている[2]．

要介護者が独居または老々介護で生活する世帯が増加する中で，高齢者の半数以上は，可能な限り自宅での在宅生活を続けたいと願っている[3]．しかし，人的資源のみですべての世帯に介護支援を提供することは困難である．高齢者の願いを叶えるためには，支援工学技術を在宅生活に活用することが必須である．

我々は2016年，医療介護の人手不足を補いながら，一層の健康寿命延伸を実現するため，近年目覚ましい進歩を遂げているIoTやロボットを活用して，安心・安全・快適な生活を支援するロボティックスマートホーム（robotic smart home；RSH）の開発プロジェクトを開始した．RSHの基本コンセプトは，長寿デザインに基づくIoTシステムの構築と生活支援ロボットとの融合，真の利用者を対象とした実証による，安心，安全，快適

[*1] Soichiro KOYAMA，〒470-1192 愛知県豊明市沓掛町田楽ヶ窪1-98　藤田医科大学保健衛生学部リハビリテーション学科，講師
[*2] Shigeo TANABE，同，准教授

かつ活動的な住まいの実現である.

健康寿命の延伸は, 安楽に生活するだけでは実現しない. RSHのもう一つの重要な観点が「支援と自発のパラドクス」である. これは, 支援がないと自分では動けず, やがて動かなくなる. しかしその支援が過剰であると, 能動的に自分で動くことが減り, やがて動けなくなる. 在宅生活の支援は内容と量の個別最適化が重要である.

これまでのRSHプロジェクトは, 研究開発と実証が段階的に行われている. 本稿ではまず, プロジェクト内で開発, 検討されている様々な支援システムについて, 他機関で開発されているものも含めながら論ずる. 次に, 円滑な実証を行うために整備した, 2つの研究開発拠点の役割と活用について述べる.

第1段階としてのRSH:
安心, 安全, 快適な在宅生活の実現に向けて

RSHの第1段階は, その基盤として「安心, 安全, 快適な住環境」の構築を目標に掲げ, 移動/移乗支援, 操作支援, 情報支援のシステム開発に着手した.

1. 移動/移乗支援

移動と移乗は, 日常生活活動の中でも頻繁に行う基本的な活動である. これらの障害は, 在宅生活に大きな影響を与える. しかし, 高齢者や中枢神経疾患, 整形外科疾患を持つ方々にとって, 移動および移乗は容易ではない[4].

我々は, 対象者の移動/移乗能力に併せて, 複数の支援システムを検討している. また, ロボットを家庭環境に導入する際に重要となるいわゆる空間問題, 居住空間を過度に占有しないという点も考慮しながら開発を進めている.

1) 重度障害者の移動/移乗支援

重度障害者は, 座位姿勢の維持が困難で, 座位からの起立が自立しない者, 機能的自立度評価法(FIM)の移乗項目が1〜2点である者と定義している. 重度障害者には, 昇降型, 前方抱え込み型または吊り上げ型の移動/移乗支援システムが有

効と考える.

昇降型や前方抱え込み型は, 要介護者の身体を下方または正面から持ち上げる構造である. 介護者が, 要介護者とともにトイレやバスルームなど目的の場所に移動するときに有効である.

吊り上げ型は, 我々の開発対象ではないものの, 様々な製品が開発, 提案されている. 医療介護従事者の使用を前提として設計されており, 重度障害者をシートによって吊り上げて移動/移乗を行うため, 医療介護従事者側の傷害リスク低減に寄与している.

しかしこれらの構造は, 機器寸法が大型になりやすく, 本邦やアジア諸国の平均的な住宅空間での使用には空間的な制約が生じる. したがって, これらの支援機器の広い普及には, 要素技術の進歩に伴う機器の小型化が重要と考える.

2) 中等度障害者の移動/移乗支援

中等度障害者は, 日常的に車椅子を使用する者, FIMの移乗項目が3〜4点である者と定義している. 車椅子は, 高齢者や身体障害者の移動を支援し, 活動範囲を拡大させる有用な福祉機器である. 一方で, 一般的な住宅環境で使用するには, 走行や移乗の容易性においてさらなる改良が必要と考える.

車椅子の走行に関しては, 通路に必要な横幅が一般住宅の廊下幅よりも広いこと, 横方向への移動が自走時介助時ともに困難であることが挙げられる. これらの点を解消するため, 車椅子の在宅使用時は, 家屋改修が必要となることも多い.

車椅子の移乗に関しては, その動作の難易度が他の日常生活活動に対して比較的高いことが挙げられる[4]. 先行研究では, アームレストや車輪などの移乗先との間にある障害物の存在, 移乗先との隙間, 移乗先と座面との高さの違いが難易度を高める要因とされている[5]. また移乗動作は, 転倒・転落の危険性があること[6], 上肢依存的な動作による肩の疼痛が発生しやすいこと[7], 要介護者の引き上げによって介護者の腰痛発生要因になること[8]なども報告されている.

我々は，これらの点を解決するため，多方向に移動でき，移乗も容易な横移乗型の支援ロボット（side-transfer assist robot；STAR）を，産官学連携によって共同開発している．

搭乗者の下に配置されたメカナムホイールまたはオムニホイールは，全方位への駆動を可能にする．そのため，必要となる通路幅が狭くなり，トイレやベッドなどへの接近も容易となる．移乗時は，座面高が移乗面と同じ高さまで電動で移動し，その後アームレストが座面まで移動する．座面と移動面との隙間を埋めることで，移乗動作の難易度を大きく低減する．これまでにSTARの基本概念[9]，横移乗様式による脳卒中患者の移乗自立度改善[10]，横移乗中の殿部挙上量が車椅子での通常移乗よりも低いことなどを報告した[11]．

3）軽度障害者の移動/移乗支援

軽度障害者は，歩行補助器具を使用して歩行可能であるものの転倒リスクがある者，FIMの移乗項目が5～6点である者と定義している．軽度障害者には，懸架型の歩行支援が有効と考える．これは，天井に設置されたレールとターンテーブル（電気または手動），昇降ユニット，およびハーネスで構成される．体重の免荷は行わず，立位歩行中の転倒を防ぐことを目的とし，使用者が転倒を恐れずに積極的に歩行を行うのに役立つと考える．RSHに設置されているターンテーブルは，音声などを用いて事前に目的地を設定し，使用者がターンテーブルの下まで来ると自動的に所定の方向に回転する．

2．操作支援

操作支援は，ハンド機能を持つ生活支援ロボットと環境制御システムの統合である（**図1**）．限られた住宅空間において，居住者と多数のロボットの共同生活は困難である．そのため，ロボットは日常生活の様々な場面での役割を担う必要がある．

ロボットのハンド機能は，様々な家庭用品を把持して持ち運ぶ，いわゆる非定型な作業を担う．非定型であるため，ハンドへの要求機能は多様かつ個別性があり，現在も多くの研究者によって開

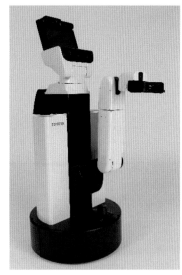

図 1．Human Support Robot
（画像提供：トヨタ自動車株式会社）

発が続けられている．

環境制御システムは，居住者の指示に従ってIoT機器・家電を操作する，いわゆるコンシェルジュとしての役割がある．特に，照明を点ける，テレビの電源を入れる，カーテンを開閉する，空調を制御する，鍵を開閉するといった定型的な作業が得意である．これらは現在，リモコンやスマートフォン，タブレット端末，スマートスピーカーなどで操作されるが，ロボットが担う利点は多い．例えば，ロボットは自律走行が可能であるため，置き忘れて失くすことはない．タブレット端末操作のような細かな操作は不要で，上肢の巧緻性は要求しない．カメラ機能も搭載できるため，見守りやセキュリティの面においても，居住者の転倒など状況の記録と外部とのやり取りに役立つ．

リハビリテーション医学の観点からみると，高齢者や障害者が真に求めている操作支援は日常生活関連作業である．特に，着替え，食事，トイレなどのセルフケアは支援が必要な事例が多い．しかし，ロボットのハンドが使用者に接近する，まして使用者に触れることは，安全性確保の面から開発の難易度が非常に高く，さらなる要素技術の開発が必要であろう．またハンド機能が，介護者のように要介護者を抱えたり，転倒した居住者の立ち上がりを補助したりする機能なども，実現が望まれる．

3．情報支援

　情報支援は，RSHと遠隔地をインターネットによって接続し，コミュニケーションなどの支援を行うものである．この支援は，日常生活の健康促進の鍵となると考える．例えば，実時間での活動量や心拍数の計測は，対象者の日常生活活動に基づく生活指導を可能にする．テレビとの接続は，離れた医療機関のスタッフによる遠隔支援を可能にする．また，デジタルコンテンツの活用で，遠隔から運動指導も提供できる．デジタルコンテンツは組み合わせ変更が容易であり，体操強度の個別最適化に役立つ．他にも，便器内に設置されたセンサから尿中の塩分濃度を推定する健康チェックトイレなども開発を続けている．これらの日常生活活動と生理学的情報の蓄積は，生活習慣病の予防にもつながると考えている．

第2段階としてのRSH：
自然に活動的となる住まいの実現に向けて

　RSHの第2段階は，在宅生活者の能動的な活動に焦点を当て，「自然に活動的となる住まい」を目標に掲げ，開発を始めている．前述の「支援と自発のパラドクス」の解決の要は，支援の内容と量の個別最適化である．

　世界的にも高齢者の健康寿命延伸が求められている．世界保健機関も，高齢者や障害者の低活動，特に座りがちな生活様式（座位行動）が，生活習慣病を含む慢性疾患の重大な危険因子として問題視している[12]．

　ヒトの活動意欲には揺らぎがある．天気が良くて，つい動きたいときもあれば，前日遅くまで家事を行い，寝ていたいときもあるだろう．自然に活動的となる支援には，この揺らぎをある程度許容することが重要と考える．また自発性には，生活場面での認知負荷の低減も重要である．例えば，高齢者が家電操作にどのボタンを押すのかわからないとき，説明書を読み，理解しようする者は多くない．しかし，どのボタンを押すかさえわかれば，ボタン押しそのものの運動負荷は少ない．我々は，行動の選択肢の中で自発的に活動的な行動に誘導することが重要と考えており，その概念はThalerらの「ナッジ（nudge）」に近いかもしれない．

　第2段階においては，新たな3つの支援の観点，生活リズム支援，自発機能支援，運動機能支援を柱として開発を進めている．

1．生活リズム支援

　生活リズム支援は，居住者の生活リズムを最適化し，快適な暮らしへ誘導することを目的とする．特に，睡眠，排泄，活動などのリズムづくりを支援する．高齢者の抱える生活リズム不調としては，睡眠障害[13]，排泄障害[14)15]，栄養不調[16]などがある．我々は能動的かつ活動的な生活には，生活リズムが整うことが基盤と考える．

　これまでに，各種機器を用いた生体/生活情報の計測が提案されている．例えば，スマートフォンやスマートウォッチ内蔵センサによる睡眠状態推定，排尿排便をデジタル記録できるアプリケーションソフトウェアがある．他にも，小型加速度計による歩行量測定や，スマートウォッチによる心拍数測定，投薬管理を行うアプリケーションソフトウェアなどがある．しかし，各生体/生活情報計測機器は，単一活動の計測が多い．

　一方，ヒトの日常生活活動の各要素は，不可分な関係にあり，一つの活動が他の活動に対して大きな影響を及ぼす．夜間の不眠は，昼間の活動や眠気に影響するだろう．座りがちの生活は，便秘のリスクを高める．したがって，自然に活動的となる生活への誘導には，各活動要素や身体機能の活動ログを一元管理する必要があり，RSHでは活動データの一元管理を行うシステムが導入されている．

　睡眠リズムの支援では，睡眠状況の計測と日中の活動量の関係を検討している．具体的には，高い睡眠の質が得られた日は，日中の活動がどうであったかといった睡眠活動循環を双方向に明らかにしたいと考えている．スマートフォン内蔵センサやマット型センサなどを用いて睡眠状態の測定

を行っている．デジタル機器の場合は，常に電源供給の必要があり，その点においてはマット型センサが優れている．マット型センサは，睡眠時の呼吸や心拍の推定測定も可能であるが，心活動電位を直接計測できる着衣型生体センサhitoe®なども有用と考える．睡眠の質に関連する情報を日々蓄積することで，寝床内温度などを調整し，入眠時間短縮や夜間覚醒の回数減少を目指している．また，目覚めのタイミングを予測することで，覚醒早期に生じる予期せぬ転倒転落予防も可能かもしれない．

排泄リズムの支援では，腸内蠕動運動の計測と排泄との関係を検討している．具体的には，腸内蠕動運動によって生じる音の計測を通して排泄予測につなげたいと考えている．腸蠕動音は，医療機関での一般的な身体評価に用いられているが，長時間の連続的記録の有用性については報告がない．今後の開発の要点は，装置の小型化，装着の容易性，衛生面の強化，私事権への配慮などと考えている．

2．自発機能支援

自発機能支援は，環境制御や認知情動活動の賦活を支援し，自発的な活動を誘発することを目的とする．在宅環境にIoT機器やセンサ，デジタルコンテンツを搭載し，仮想コンシェルジュによって支援する．壁面に映るかわいいキャラクタが，活動的な生活を支援してくれる仕組みを想定している．壁面のキャラクタは，物理的空間を取らないこと，好みや気分によって変更が容易であること，屋内の移動が可能であること，世話やメンテンナスが不要であることといった利点がある．現在の開発では，自発性を誘発するための室内空間，高齢者の活動を促すデジタルコンテンツ，住環境に最適化された視聴覚情報提示手法に取り組んでいる．

活動を誘発するうえで，2つの点を考慮している．1つめは，高齢者のいわゆるスマート機器に対するリテラシーが低いことである．スマート機器による活動誘発を行うためには，そのトリガーとなる活動が可能な限り平易または自動化されていることが望ましい．2つめは，高齢者の日常生活や機能，嗜好的活動が多様であることである．個別最適化のため，活動量を解とするAI分析を用いることで，多様な対象に適応できる支援システムの構築が可能であると考える．

支援の例としては，日中の活動量を計測して，日々の座位行動が増えている傾向を検出した場合，キャラクタが体操コンテンツを提案する．対象者には，選択肢を与えながら自発的な行動を誘導していくものの，誘導の程度は，個人によって変調させる．基本的に運動の重要性は一般理解を得ていると考える．そのため，運動が好きな方であれば，体操の時間を知らせるだけで良い．しかし，頑なに運動に対する抵抗を示す方には，キャラクタが運動をしているところを自然にみせるだけでも良いかもしれない．座りながら，簡単と思える運動を目の前でキャラクタが行っていると，つい真似たくなる．この柔軟性が，キャラクタを用いる利点である．

3．運動機能支援

運動機能支援は，我々が開発している横移乗支援ロボットSTARを活用して，在宅でも無理せずに活動しながら，活動ログも集録できるシステムを構築している．STARをIoT対応させることで，活動量計測や見守り機能につなげ，移動/移乗を支援する．

STARにIoT連携機構を組み込み，活動データ集録機能を搭載することで，STARがどのくらい使用されたかを特段の手間なく集録することによって，24時間の内どのくらい在宅で活動していたかを推定し，他の支援システムと連携させることによって，今までにない自然に活動的となる仕組みづくりを検討する．

円滑な実証を可能にする2つの研究開発拠点

RSHの実現に向けて，様々な支援システムの開発と実証を産官学連携によって多数実施している．効果的な支援システムの開発には，真の利用

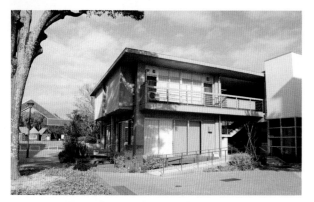

図 2. 集合団地内の模擬在宅実証施設

者を対象とした在宅環境による実証評価と，支援システムの要素技術開発と改良を行う環境の両輪が必要である．実証と開発の両面に対応するため，集合団地内の模擬在宅実証施設（**図 2**）と本学敷地内の研究実証センターの 2 つを整備した．

真の利用者を対象とした在宅環境による実証評価には，介護を必要とする者の協力が必須である．しかし多くの場合，要介護者の住まいと実証拠点とが物理的に離れているため，試験の際に遠隔地にある拠点に利用者が訪れる必要があり，困難が生じている．我々は，地域高齢者の利便性確保のために居住地域内に実証拠点を整備した．当該地域には，多くの高齢者が暮らしており，65 歳以上の人口が 1,300 人と推計されている．この実証拠点には，地域包括ケアを目的として設立された本学のまちかど保健室も設置されており，日々の健康相談や講座を通して，地域在住高齢者と豊かな関係性が醸成されている．開発早期から使用者とともに開発する取り組みは，リビングラボとして世界的に注目されている．

大学内に設置した研究実証センターは，近未来の支援技術の発明に向けて，多くの企業と連携した開発を促進することに焦点を当てて運用されている．一つの支援システムで，すべての高齢者の要求を網羅することは不可能である．支援システムの開発と実証を円滑に繰り返すことで，真の利用者の要求を満たす便利な機能が開発され，同時に不要な機能がなくなると考えている．この開発循環は，多様な要求を持つ，高齢者に対する支援システムの開発環境としてあるべき姿と考えている．

結　語

新たな在宅支援システムの構築と実証を実現するため，RSH プロジェクトを進めている．ロボット・情報通信・デジタルコンテンツなどの先端技術を活用し，安心，安全，快適かつ活動的な生活の支援を目指している．スマートな人向けのスマートホームではなく，高齢で障害を呈した方の利用者目線は開発に必要不可決である．

在宅支援を行うためには，多種多様な要求に応える必要がある．独居世帯，高齢夫婦，生活状況，身体特性など生活環境によって求められるものは異なる．最適な支援には個別性が大きいことを踏まえて，継続して粘り強く，改良に取り組む姿勢が必要である．

RSH プロジェクトは，企業，公的機関，大学，地域が融合した革新的な協働の取り組みである．参加者には，医師，理学療法士，作業療法士，リハビリテーション・ロボット・情報技術を専門とする工学士，建築設計者，行政官，および真の利用者が含まれる．

謝　辞

本学，才藤栄一学長と医学部リハビリテーション医学 I 講座大高洋平教授，ともに開発実証を行っている本学病院リハビリテーション部および地域包括ケア中核センターのスタッフ，そしていつも建設的な意見をくださる地域在住の高齢者の方々ならびにそのご家族の方，すべての方々に対して心より感謝致します．

本プロジェクトは，行政から直接的または間接的に支援を受けて実施しています．
・愛知県 科学技術交流財団　知の拠点あいち重点研究プロジェクト Ⅱ期およびⅢ期
・愛知県 リハビリ遠隔医療・ロボット実証推進事業
・愛知県 介護・リハビリ支援ロボット社会実装推進事業
・国土交通省 スマートウェルネス住宅等推進モデル事業
・文部科学省 地域科学技術実証拠点整備事業
・厚生労働省 介護ロボットの開発・実証・普及のプラットフォーム構築事業

文　献

1）厚生労働省：介護保険事業状況報告平成 31（2019）年 1 月分．2020.〔https://www.mhlw.go.jp/topics/kaigo/osirase/jigyo/m19/1901.html〕（accessed 8/27 2020）.

2）国立社会保障・人口問題研究所：日本の世帯数の将来推計（全国推計）2018（平成 30）年推計．2018〔http://www.ipss.go.jp/pp-ajsetai/j/HPRJ2018/t-page.asp〕（accessed 8/27 2020）.

3）内閣府．平成 24（2012）年度 高齢者の健康に関する意識調査結果．2012.〔https://www8.cao.go.jp/kourei/ishiki/h24/sougou/gaiyo/index.html〕（accessed 8/27 2020）.

4）Tsuji T, et al：ADL structure for stroke patients in Japan based on the functional independence measure. *Am J Phys Med Rehabil*, **74**（6）：432-438, 1995.
Summary FIM に基づいて ADL の難易度を明らかにした論文である.

5）Toro ML, et al：The impact of transfer setup on the performance of independent wheelchair transfers. *Hum Factors*, **55**（3）：567-580, 2013.
Summary 車椅子移乗で問題となる要素を明らかにした論文である.

6）Weerdesteyn V, et al：Falls in individuals with stroke. *J Rehabil Res Dev*, **45**（8）：1195-1213, 2008.
Summary 脳卒中患者の転倒についてまとめた論文である.

7）Alm M, et al：Shoulder pain in persons with thoracic spinal cord injury：prevalence and characteristics. *J Rehabil Med*, **40**（4）：277-283, 2008.
Summary 車椅子使用者の肩関節痛についてまとめた論文である.

8）Milhem M, et al：Work-related musculoskeletal disorders among physical therapists：A comprehensive narrative review. *Int J Occup Med Environ Health*, **29**（5）：735-747, 2016.
Summary 医療従事者が介護によって生じる障害として腰痛を問題とした論文である.

9）Tanabe S, et al：Designing a robotic smart home for everyone, especially the elderly and people with disabilities. *Fujita Medical Journal*, **5**（2）：31-35, 2019.

Summary RSH ならびに STAR のコンセプトについて述べている論文である.

10）Koyama S, et al：Comparison of two methods of bed-to/from-wheelchair transfer in patients with hemiparetic stroke. *Fujita Medical Journal*, **6**（3）：81-86, 2020.
Summary 横移動方法を用いた移乗が通常の車椅子移乗よりも容易であることを明らかにした論文である.

11）Tatemoto T, et al：Lateral Transfer Assist Robot（LTAR）：Development of a proof-of-concept prototype. *Technol Health Care*, **28**（2）：175-183, 2020.
Summary 横移乗が通常移乗よりも殿部挙上量を減らして行えることを明らかにした論文である.

12）WHO：Physical inactivity a leading cause of disease and disability, warns WHO. 2012.〔https://www.who.int/mediacentre/news/releases/release23/en/#:~:text=Sedentary%20lifestyles%20increase%20all%20causes,lipid%20disorders%2C%20depression%20and%20anxiety.〕（accessed 8/27 2020）.

13）Gulia KK, Kumar VM：Sleep disorders in the elderly：a growing challenge. *Psychogeriatrics*, **18**（3）：155-165, 2018.
Summary 高齢者が生じる睡眠障害についてまとめた論文である.

14）Vazquez Roque M, Bouras EP：Epidemiology and management of chronic constipation in elderly patients. *Clin Interv Aging*, **10**：919-930, 2015.
Summary 高齢者が生じる排便障害（特に便秘）についてまとめた論文である.

15）Potts JM, Payne CK：Urinary Urgency in the Elderly. *Gerontology*, **64**（6）：541-550, 2018.
Summary 高齢者が生じる排尿障害（特に切迫尿意）についてまとめた論文である.

16）Favaro-Moreira NC, et al：Risk Factors for Malnutrition in Older Adults：A Systematic Review of the Literature Based on Longitudinal Data. *Adv Nutr*, **7**（3）：507-522, 2016.
Summary 高齢者が生じる栄養障害についてまとめた論文である.

FAX による注文・住所変更届け

改定：2015 年 1 月

毎度ご購読いただきましてありがとうございます．

読者の皆様方に小社の本をより確実にお届けさせていただくために，FAX でのご注文・住所変更届けを受けつけております．この機会に是非ご利用ください．

◎ご利用方法

FAX 専用注文書・住所変更届けは，そのまま切り離して FAX 用紙としてご利用ください．また，注文の場合手続き終了後，ご購入商品と郵便振替用紙を同封してお送りいたします．**代金が 5,000 円をこえる場合，代金引換便とさせて頂きます．**その他，申し込み・変更届けの方法は電話，郵便はがきも同様です．

◎代金引換について

本の代金が 5,000 円をこえる場合，代金引換とさせて頂きます．配達員が商品をお届けした際に，現金またはクレジットカード・デビットカードにて代金を配達員にお支払い下さい(本の代金＋消費税＋送料)．(※年間定期購読と同時に 5,000 円をこえるご注文を頂いた場合は代金引換とはなりません．郵便振替用紙を同封して発送いたします．代金後払いという形になります．送料は定期購読を含むご注文の場合は頂きません)

◎年間定期購読のお申し込みについて

年間定期購読は，1 年分を前金で頂いておりますため，代金引換とはなりません．郵便振替用紙を本と同封または別送いたします．送料無料，また何月号からでもお申込み頂けます．

毎年末，次年度定期購読のご案内をお送りいたしますので，定期購読更新のお手間が非常に少なく済みます．

◎住所変更届けについて

年間購読をお申し込みされております方は，その期間中お届け先が変更します際，必ずご連絡下さいますようよろしくお願い致します．

◎取消，変更について

取消，変更につきましては，お早めに FAX，お電話でお知らせ下さい．

返品は，原則として受けつけておりませんが，返品の場合の郵送料はお客様負担とさせていただきます．その際は必ず小社へご連絡ください．

◎ご送本について

ご送本につきましては，ご注文がありましてから約 1 週間前後とみていただきたいと思います．お急ぎの方は，ご注文の際にその旨をご記入ください．至急送らせていただきます．2〜3 日でお手元に届くように手配いたします．

◎個人情報の利用目的

お客様から収集させていただいた個人情報，ご注文情報は本サービスを提供する目的(本の発送，ご注文内容の確認，問い合わせに対しての回答等)以外には利用することはございません．

その他，ご不明な点は小社までご連絡ください．

株式会社 全日本病院出版会　〒113-0033 東京都文京区本郷 3-16-4-7 F
電話 03(5689)5989　FAX03(5689)8030　郵便振替口座 00160-9-58753

FAX 専用注文書

ご購入される書籍・雑誌名に○印と冊数をご記入ください

○	書 籍 名	定価	冊数
	明日の足診療シリーズ I 足の変性疾患・後天性変形の診かた 新刊	¥9,350	
	運動器臨床解剖学―チーム秋田の「メゾ解剖学」基本講座― 新刊	¥5,940	
	ストレスチェック時代の睡眠・生活リズム改善実践マニュアル 新刊	¥3,630	
	超実践！がん患者に必要な口腔ケア 新刊	¥4,290	
	足関節ねんざ症候群―足くびのねんざを正しく理解する書― 新刊	¥5,500	
	読めばわかる！臨床不眠治療―睡眠専門医が伝授する不眠の知識―	¥3,300	
	骨折治療基本手技アトラス―押さえておきたい 10 のプロジェクト―	¥16,500	
	足育学　外来でみるフットケア・フットヘルスウェア	¥7,700	
	四季を楽しむビジュアル嚥下食レシピ	¥3,960	
	病院と在宅をつなぐ 脳神経内科の摂食嚥下障害―病態理解と専門職の視点―	¥4,950	
	カラーアトラス　爪の診療実践ガイド	¥7,920	
	睡眠からみた認知症診療ハンドブック―早期診断と多角的治療アプローチ―	¥3,850	
	肘実践講座　よくわかる野球肘　肘の内側部障害―病態と対応―	¥9,350	
	医療・看護・介護で役立つ嚥下治療エッセンスノート	¥3,630	
	こどものスポーツ外来―親もナットク！このケア・この説明―	¥7,040	
	野球ヒジ診療ハンドブック―肘の診断から治療，検診まで―	¥3,960	
	見逃さない！骨・軟部腫瘍外科画像アトラス	¥6,600	
	パフォーマンス UP！　運動連鎖から考える投球障害	¥4,290	
	医療・看護・介護のための睡眠検定ハンドブック	¥3,300	
	肘実践講座 よくわかる野球肘　離断性骨軟骨炎	¥8,250	
	これでわかる！スポーツ損傷超音波診断 肩・肘＋α	¥5,060	
	達人が教える外傷骨折治療	¥8,800	
	ここが聞きたい！スポーツ診療 Q & A	¥6,050	
	見開きナットク！フットケア実践 Q & A	¥6,050	
	高次脳機能を鍛える	¥3,080	
	最新　義肢装具ハンドブック	¥7,700	
	訪問で行う 摂食・嚥下リハビリテーションのチームアプローチ	¥4,180	

バックナンバー申込（※ 特集タイトルはバックナンバー 一覧をご参照ください）

❀メディカルリハビリテーション(No)

No_____　　No_____　　No_____　　No_____　　No_____

No_____　　No_____　　No_____　　No_____　　No_____

❀オルソペディクス(Vol/No)

Vol/No_____　Vol/No_____　Vol/No_____　Vol/No_____　Vol/No_____

年間定期購読申込

❀メディカルリハビリテーション　　　　　　　No.　　　　　　　から

❀オルソペディクス　　　　　　　Vol.　　　No.　　　から

TEL：	（　　　）	FAX：	（　　　）

ご住所　〒

フリガナ			
お名前		要捺印	診療科目

FAX 03-5689-8030 全日本病院出版会行

全日本病院出版会行

FAX 03-5689-8030

年　月　日

住 所 変 更 届 け

お名前	フリガナ	
お客様番号		毎回お送りしています封筒のお名前の右上に印字されております8ケタの番号をご記入下さい。
新お届け先	〒　　　　　都道 　　　　　　府県	
新電話番号	（　　　　）	
変更日付	年　月　日より	月号より
旧お届け先	〒	

※ 年間購読を注文されております雑誌・書籍名に✓を付けて下さい。
- ☐ Monthly Book Orthopaedics （月刊誌）
- ☐ Monthly Book Derma. （月刊誌）
- ☐ 整形外科最小侵襲手術ジャーナル （季刊誌）
- ☐ Monthly Book Medical Rehabilitation （月刊誌）
- ☐ Monthly Book ENTONI （月刊誌）
- ☐ PEPARS （月刊誌）
- ☐ Monthly Book OCULISTA （月刊誌）

FAX 03-5689-8030

全日本病院出版会行

Monthly Book Medical Rehabilitation

バックナンバー在庫 | 2020.11.現在

2021年　年間購読のご案内

年間購読料　40,150円（消費税込）

年間 13 冊発行

（通常号 11 冊・増大号 1 冊・増刊号 1 冊）

送料無料でお届けいたします！

各号の詳細は弊社ホームページでご覧いただけます.
☞www.zenniti.com/

※各号定価(本体価格 2,500 円＋税)(増刊・増大号を除く)

編集主幹：宮野佐年　医療法人財団健貢会総合東京病院
　　　　　　　　　　リハビリテーション科センター長
　　　　　水間正澄　医療法人社団輝生会理事長
　　　　　　　　　　昭和大学名誉教授

No.256　編集企画：
大高洋平　藤田医科大学教授

Monthly Book Medical Rehabilitation　No.256

2020 年 12 月 15 日発行　（毎月 1 回 15 日発行）
定価は表紙に表示してあります．
Printed in Japan

発行者　末 定 広 光
発行所　株式会社　全日本病院出版会
〒 113-0033　東京都文京区本郷 3 丁目 16 番 4 号 7 階
　　　　電話（03）5689-5989　Fax（03）5689-8030
　　　　郵便振替口座 00160-9-58753

© ZEN・NIHONBYOIN・SHUPPANKAI, 2020

印刷・製本　三報社印刷株式会社　　　　電話（03）3637-0005
広告取扱店　㈱日本医学広告社　　　　　電話（03）5226-2791